De Geneeskunstenaar

De Geneeskunstenaar

Ervaringen van een betrokken huisarts

Iemantsverdriet

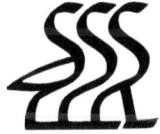

Bohn Stafleu van Loghum
Houten 2008

© 2008 Bohn Stafleu van Loghum, onderdeel van Springer Uitgeverij

Alle rechten voorbehouden. Niets uit deze uitgave mag worden verveelvoudigd, opgeslagen in een geautomatiseerd gegevensbestand, of openbaar gemaakt, in enige vorm of op enige wijze, hetzij elektronisch, mechanisch, door fotokopieën of opnamen, hetzij op enige andere manier, zonder voorafgaande schriftelijke toestemming van de uitgever.

Voor zover het maken van kopieën uit deze uitgave is toegestaan op grond van artikel 16b Auteurswet 1912 j° het Besluit van 20 juni 1974, Stb. 351, zoals gewijzigd bij Besluit van 23 augustus 1985, Stb. 471 en artikel 17 Auteurswet 1912, dient men de daarvoor wettelijk verschuldigde vergoedingen te voldoen aan de Stichting Reprorecht (Postbus 3051, 2130 KB Hoofddorp). Voor het overnemen van (een) gedeelte(n) uit deze uitgave in bloemlezingen, readers en andere compilatiewerken (artikel 16 Auteurswet 1912) dient men zich tot de uitgever te wenden.

Samensteller(s) en uitgever zijn zich volledig bewust van hun taak een betrouwbare uitgave te verzorgen. Niettemin kunnen zij geen aansprakelijkheid aanvaarden voor drukfouten en andere onjuistheden die eventueel in deze uitgave voorkomen.

ISBN 978 90 313 5543 3
NUR 870

Ontwerp omslag: Nanja Toebak, Den Bosch
Ontwerp binnenwerk: Cross Media Solutions, Alphen aan den Rijn
Cartoons: Marcel Jurriëns, Boxtel

Onze dank gaat uit naar *Iemantsverdriet* voor zijn betrokkenheid bij het totstandkomen van dit boekje.

Deze uitgave is een bundeling van de columns zoals verschenen in *Huisarts en Wetenschap* (2003-2007), maandblad van het Nederlands Huisartsen Genootschap. De columns zijn licht bewerkt en geactualiseerd.

Bohn Stafleu van Loghum
Het Spoor 2
Postbus 246
3990 GA Houten

www.bsl.nl

Inhoud

Woord vooraf	9
Citroenthee	13
Rapportcijfers	15
Natuurtalent	17
Modenieuws	19
Slotzin	21
Wildplassers	23
Telraamwetenschap	25
Orgaanspecialist	27
Bonus	29
Zitvlees	31
Overwerkaccijns	33
Vergeet-me-nietje	35
Charmeoffensief	37
Klein woordenboek voor de huisarts	39
Baklucht	41
Ontmanteling	43
Adviestrouw	45
Verwengeneeskunde	47

Afhankelijkheidscomplex	49
Laboratoriumverslaving	51
Vreemdelingenlegioen	53
Bloosfactor	55
Geneeskunstenaar	57
In den beginne was het woord...	59
Bultenaars	61
Over gewicht	63
Pleepapier	65
Spelleiders	67
Therapiegeloof	69
Supportersgeweld	71
Bezweringsritueel	73
Actiegevoelens	77
Vrijblijvendheid	79
Ongezondheidsrecht	81
Vertrouwensbreuk	85
Ouderschapsbrevet	87
Jurysport	91
Keuzedwangneurose	93
Laksmoes	95

Kuipstoeltjes	97
Halfvarken	99
Mijmerspreekuur	101
Beoordelaarsleed	105
Zekerhedenverlies	109
Natuurbescherming	111
Snaterspreekuur	113
Arbeidsvitaminen	117
Lof der discontinuïteit	119
Overlevingskunde	121
Vissen	123
Scheidsrechtersbal	125
Gemeentewerken	127
Lichaamsmonteur	131
Jubileumkwalen	133
Boekenwijsheid	135
Bevruchtingsrecht	137
Slingerpaden	139
Slechtnieuwsgradaties	143
Beroepskeuzedilemma	145

Woord vooraf

Dat die man uiteindelijk huisarts is geworden... Voor mij als jaargenoot, was dat in zijn eerste studiejaren volstrekt ondenkbaar. Een collegezaal zag hij zelden van binnen en practica liep hij uitsluitend als die een verplichtend karakter hadden. De resterende tijd bracht hij voornamelijk in bed door. Niet uit solidariteit met de patiënten, die hij toen nog niet voor ogen had, maar vanwege een innerlijke drang en misschien een vleugje gemeenschapszin, want zijn huisgenoten hielden er eenzelfde levensstijl op na. In die tijd waren er nog lang niet zoveel televisiezenders als nu, maar dat belette hem niet de televisie de hele dag aan te hebben. 'Ik volg graag het nieuws van uur tot uur; dat houdt je bij de tijd', beweerde hij desgevraagd. 'En onderschat de achtergrondmuziek niet.' Zijn favoriete bezigheid was barricade spelen met in kamerjas gestoken huisgenoten. Opvallend was hij zeker niet. Hooguit opvallend door zijn afwezigheid. Hij ging zijn eigen weg, zoveel is zeker. Hij gruwde van alles wat modieus was, en weigerde dus ook deel te nemen aan de Vietnam demonstraties en langharigheid. Hij bleef thuis.

Nee, de 'geest' had hij toen nog niet. Toch verliep zijn studie niet eens zo slecht. Meestal deed hij zijn tentamens wel een keertje over, maar uiteindelijk haalde hij ze toch allemaal. Totdat zijn leven plotseling een andere wending nam. Wat de oorzaak was? Ik moet gissen. De militaire dienst? Ik denk het niet. Vermoedelijk was een vrouw de hoofdreden voor een koerswijziging – hij trouwde later met die eerste liefde. Het wat gezapige lijf onderging de metamorfose van een matroos: nog steeds is hij heel slank. En zijn leven kreeg meer richting.

Nu, enkele decennia later, lees en herlees ik de stukjes van mijn oude studiemakker. Soms hoofdschuddend, dan weer grijnzend, op andere momenten hardop lachend. Hij was nooit spraakmakend – een man van weinig woorden, zoals dat heet – en dat betekent dat de vorm 'column' hem wel ligt. Hier spreekt een ervaren huisarts. Her en der bespeur ik nog duidelijk de contouren van de kamerjas waarin ik hem vijf jaar zag rondlopen. Hij was altijd al iemand die liever luisterde dan sprak. Een observator. Een diagnost. Even dacht ik destijds nog 'hij zal toch geen neuroloog worden', maar daarvoor stond hij toch te dicht bij de mensen. Het echte diagnostische gepuzzel van internisten stond hem ook tegen. Tenminste, dat beweerde hij, maar ik hoor hem nog zeggen: 'het gaat niet om het stellen van een diagnose, de kunst is om met zo min mogelijk hulpmiddelen zo ver mogelijk te komen... Daar richt je je dan op. Als de behandeling positief uitpakt, ben je klaar. Bleef de behandeling zonder effect, dan was de werkdiagnose mogelijk onjuist of de behandeling niet adequaat. *Hypotheticodeductieve geneeskunde*, dat woord sprak hij dan heel langzaam uit. Nog steeds. Daar is ie voor gevallen.

Terug naar de vraag, waarom koos hij voor dit vak? Hij geeft zelf het antwoord in deze heerlijke bundeling teksten, 'vanwege de vrijheid die je als huisarts hebt.' Hij houdt onmiskenbaar van dat vak. Die liefde spat van bijna elke pagina. Voor de verhalen van de patiënten maar ook voor de onvermijdelijke roddels van en over diezelfde patiënten. Dat is de reden waarom hij schrijft: 'de spreekkamer lijkt soms verdacht veel op het programma RTL Boulevard.' Elders noemt hij die spreekkamer zelfs een catwalk, maar dat zal wishful thinking zijn. Het vak vereist dat je de oren te luister legt in de samenleving. 'Het is net als voetballen: goed voetballen leert een kind op straat, met twee slordig neergelegde jacks als doelpalen. Dat geldt ook voor ons vak: je leert het in de praktijk, op straat en in het café. Huisartsen moeten weer streetwise worden.' De goal van Bergkamp tegen Argentinië moet op je netvlies gebrand zijn, anders kun je niet meepraten als huisarts. En 'streetwise' is hij. Hij is afkerig van modes, betutteling, voorlichtingscampagnes, bureaucratie en modieuze nieuwigheden zoals onderzoek naar klantvriendelijkheid. Politiek correct denken weigert hij nog steeds. Dat blijkt uit zijn pleidooi voor het 'grondrecht' van de patiënt op ongezond leven! Zeer kritisch kijkt hij naar alternatieve geneeskunde en allerlei rituelen in de geneeskunde. Daarentegen schrijft hij vol warmte over de dilemma's en de inzet van de mantelzorger. Dat hij de kern van het huisartsenvak precies kan benoemen, bewijst zijn lofzang op... het zitvlees.

Ik hoor wel eens zeggen dat hij cynisch zou zijn. Niets is minder waar. Hij is een vrolijk scepticus die zich wapent – en overleeft – dankzij spot, ironie en zelfkritiek. 'Ironie helpt' schrijf hij ergens. Dat zou wel eens zijn levensmotto kunnen zijn. Het meest pregnant komt dit terug in een stukje dat hij wijdde aan mogelijke medicatiefouten die huisartsen maken. Is dat erg? Zijn antwoord is verrassend: 'nee', waarna hij met grillige ironie redeneert dat patiënten toch niet tot therapietrouw zijn te brengen. Dus het maakt allemaal weinig uit. De slotzin van dit betoog: 'Ach, huisartsgeneeskunde is eigenlijk een veilig vak.'

Zou het?

Dr. J.J.E. van Everdingen,
dermatoloog en publicist

Citroenthee

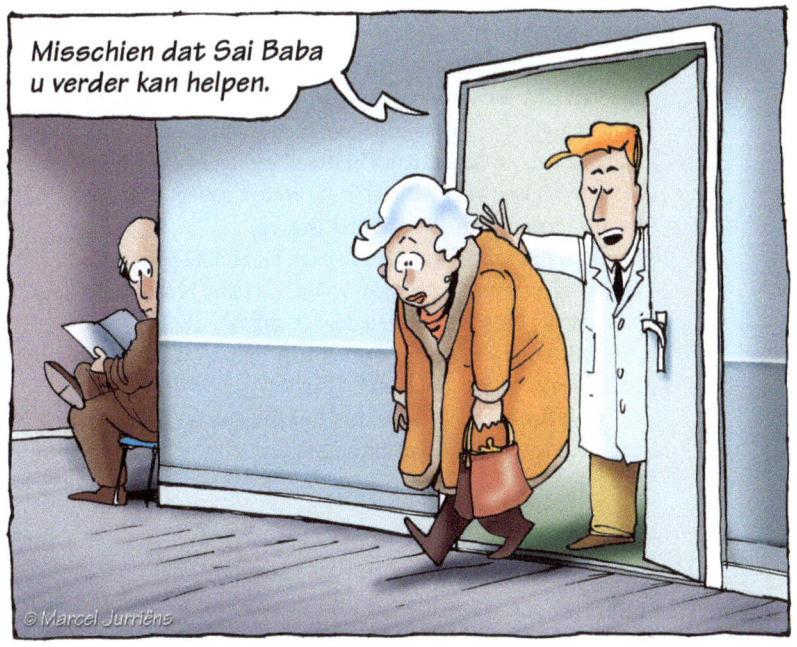

Ik geloof niet. Althans niet zoveel. Soms ben ik er zelfs allergisch voor, zoals voor 'echte' religie. Ik hou niet van religie omdat het je redenen geeft om iets te doen en je vervolgens ook nog eens excuses verschaft wanneer je dat gedaan hebt. Religie is daarmee een ideologie die tot dwaasheid leidt.
Maar kan een mens zonder engelen, zonder ideologie, zonder constructies achteraf? Medici in ieder geval niet. Zij koesteren de ideologie van de wetenschap. Harde bewijzen! Maar laten wij wel zijn: een béétje wetenschap doet je van het geloof afdwalen en véél doet je ertoe terugkeren...

Neem bijvoorbeeld homeopathie. In de regel kan ik mij daar met een kwinkslag van afmaken, daarbij gebruikmakend van de verleidelijke omstandigheid dat patiënten ertoe neigen mij te geloven. Zoals de oude vrouw op mijn spreekuur met een maligne

lymfoom. Hoewel ze strijdvaardig is (en dus soms lastig), zakt zelfs haar soms de moed in de schoenen. Vorige week vroeg ze: 'Moet ik niet eens zo'n homeopathisch middel proberen?'
Ik antwoordde met mijn routine-uitleg: 'Homeopaten verdunnen een bepaald middel almaar verder totdat er niets meer van die stof terug te vinden is. Toch zouden die restantjes nog werkzaam moeten zijn. Beweren zij. Stelt u zich voor dat je op het strand in Scheveningen een theezakje in de zee gooit. Denkt u dan dat een badgast aan de Copacabana in Brazilië volgende week zegt: "Hmm, lekker, citroenthee!"?' De vrouw zweeg. De uitleg kwam, rationeel gezien, duidelijk over.
Maar bij haar zag ik, net als zo vaak bij andere patiënten, iets anders glinsteren in de ogen. Hoop. En hoop is de handlanger van geloof. En wat ik zelden doe: ik gaf toe.
'Nogmaals, ik weet zeker dat het niet helpt. Maar zullen we het voor deze ene keer proberen?'
Dit vind ik het lastigste van het huisartsenvak: hoever mag je gaan om iemand hoop te ontnemen?

Rapportcijfers

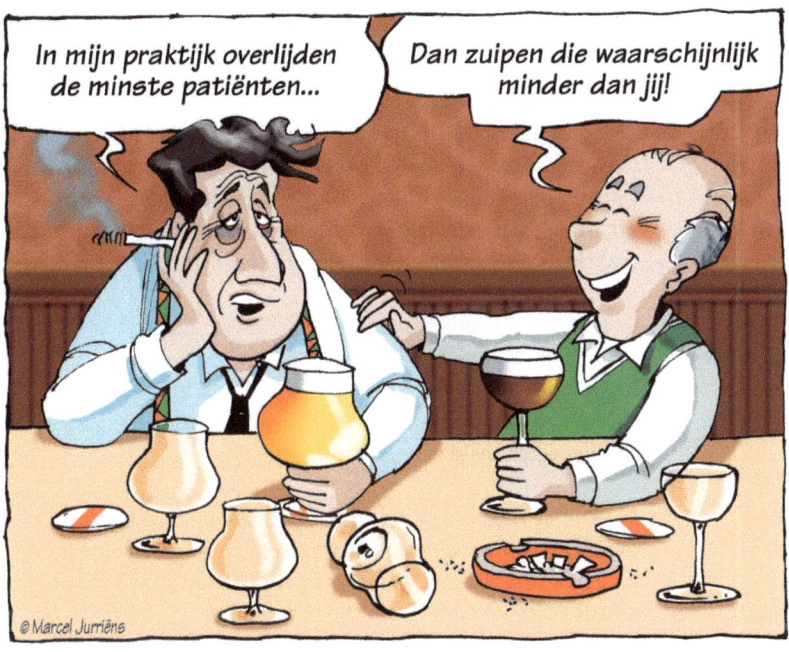

Mijn kroegmaatje is ook huisarts. Sinds onze opleiding heb ik hem eigenlijk nooit meer uit het oog verloren. Boven een Duvel mompelde Jaap laatst: 'Al sinds jaar en dag hoor ik opmerkingen als:
"Dokter, u begrijpt mij tenminste...",
"Wat ben ik blij u als dokter te hebben",
"Mijn vorige huisarts was heel anders",
"Bij u is de klant echt koning, nietwaar?"
Ik word daar zo moe van...'
'Hoezo?', vroeg ik. 'Een mens zou haast verlegen worden bij zoveel lof!'
Niet Jaap. Het deed deze milde veertiger vrij weinig.
'Weet je', zei hij, 'ongetwijfeld horen andere collega's dezelfde geluiden als ik, waarbij ík dus in een negatief daglicht sta.' Hij

nam een kleine slok. 'Toch kun je ook niet gewoon je schouders ophalen en je leven leiden zoals je het leidde. Want wat bepaalt de kwaliteit van een dokter of diens praktijk? Bereikbaarheid? Gedrag? Kennis? Een leuke leesmap in de wachtkamer? Weet jíj het? Eén ding weet ik zeker: een leuke assistente! En als ze nog mooi is ook, dan zit je gebeiteld.'
Hij grijnsde cynisch.
Ik begreep dat cynisme, want ook ik maal niet om indicatoren (zo heet dat nu eenmaal in het boekenwijsheidjargon van mensen die zich tegen de huisarts aan bemoeien maar zelf geen huisarts zijn). Hoe zouden deze indicatoren voor de huisarts en diens praktijk eruit moeten zien? Ik doe maar een amateuristische gooi:

- het aantal overleden patiënten;
- het aantal spreekuurbezoeken;
- het aantal recepten dat ik weiger uit te schrijven;
- het aantal snotneuzen dat niet overgaat, of nog erger:
- de tevredenheid van patiënten...

Dat laatste is een doembeeld. Hoezeer ik soms hecht aan de mening van mijn klanten, zaligmakend kan deze nooit zijn. Zo dit de toekomst wordt, dan stop ik ermee. Dan ga ik naar huis en schrijf mijn memoires. Over hoe het vroeger was. Beter namelijk, veel beter.

Natuurtalent

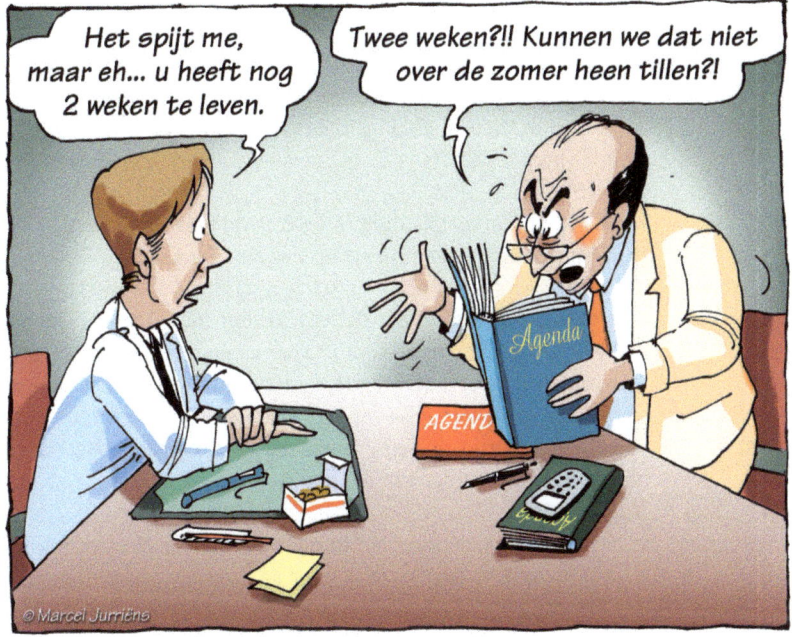

U weet het: de diagnose is er voor het geweten van de dokter, de patiënt gaat het om de prognose. Als er dan ook nog iets nuttigs kan worden gedaan om het herstel te bevorderen is dat mooi meegenomen, maar uiteindelijk wil men gewoon weten: wanneer ben ik weer het mannetje/vrouwtje? Een terechte vraag, maar oh zo moeilijk in individuele gevallen te beantwoorden. Te scherpe schatting leidt tot teleurstelling en verontrusting bij patiënt én dokter. Met als gevolg; vervolgconsulten, nadere diagnostiek en (over)behandeling. Kortom, te optimistische schattingen hebben medicalisering en iatrogenese tot gevolg (optimisme bij de dokter is de boosdoener wat betreft het opjagen van de medische consumptie, niet pessimisme!). Blijkt de voorspelling – bij herhaling – te somber, dan treft de dokter het verwijt dat hij lijkt op de Italiaanse (lees: Nederlandse) Spoorwegen: je kunt er niet van op aan. En dat is heden ten dage een ramp met al die dichtgemetselde agenda's.

Hoe bij prognostische termijnen te manoeuvreren tussen Scylla en Charybdis?

Ik zie twee vaarroutes.

Verontschuldigen en relativeren (*'Hang me er niet aan op, maar ik schat...'*) rijdt Vrouwe Placebo in de wielen. Juist bij uitspraken over de prognose moet je als echte ouderwetse dokter uit de verf komen.

Anders komt de voorspelling in ieder geval niet uit, want de patiënt zal verontrust blijven (*'Hij weet het niet zeker...'*).

De juiste koers is het noemen van realistische maar vooral geloofwaardige termijnen. Geloofwaardigheid wil zeggen dat er voldoende speelruimte over blijft voor lot en toeval. Mijn geheim? Ik koppel mijn prognostische termijnen aan het weer en de seizoenen (afhankelijk van de noodzakelijke duur van de verwachte hersteltijd) en de bij weers- en seizoenverandering te verwachten veranderingen in de natuur.

Kies maar uit;

- *'Voordat de sneeuwklokjes, krokussen, vroege narcissen, vroege tulpen, late narcissen, late tulpen, hyacinten, forsythia, prunus, magnolia, seringen, ...*
- *gaan bloeien, ben je weer beter/kun je weer...'* Varianten hierop zijn;
- *'Voordat de blaadjes gaan kleuren of gaan vallen...'*
- *'Voordat het onweer losbarst...'*
- *'Voordat je aan het strand ligt...'*
- *'Voordat het ijs is gesmolten...'*

En ga zo maar door.

Prik je niet vast op uren, dagen, weken of maanden. Doe als de weerman: verschuil je achter de wispelturigheid-binnen-redelijke-grenzen van de natuur. De mens is immers niet meer dan een homo sapiens. En de dokter krijgt bovendien het epitheton dat hem toekomt, dat van natuurtalent!

Modenieuws

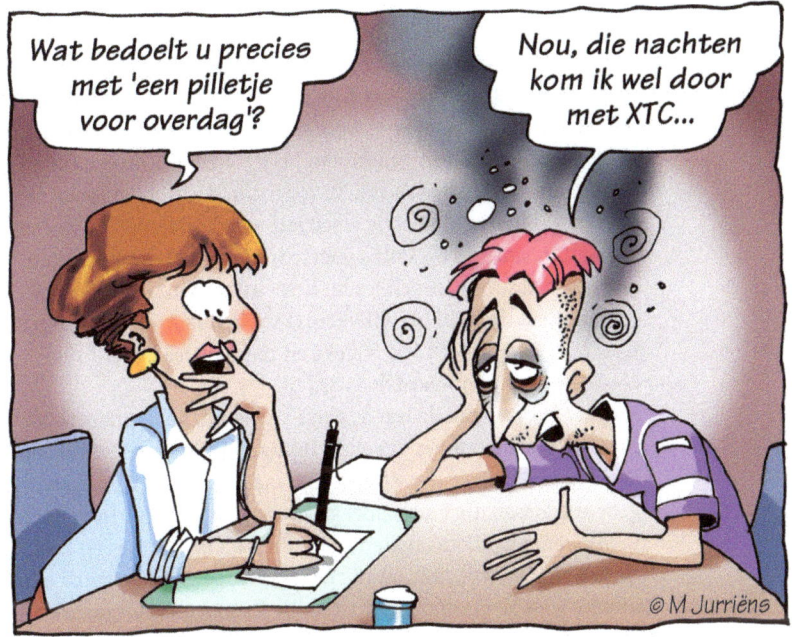

De spreekkamer is een modehuis, de wachtruimte soms een *catwalk*. Niet alleen letterlijk – ik zag mini, maxi, midi, hotpants, punk, gabber en trance voorbijkomen – maar ook figuurlijk. Wie lang genoeg in het vak zit of, net als ik, stamt uit een doktersgeslacht, weet dat de geneeskunde modegevoelig is. Als een couturier snijdt de huisarts de therapie toe op zijn patiënt. Maatpak of confectie, wie zal het zeggen?
Als dokter ben ik nog groot geworden met ligkuren tegen maagzweren, 'de schouders eronder' tegen de pijn van het leven, en melk met honing tegen verkoudheid. Pillen? Die kwamen pas op tafel wanneer de patiënt 'echt' ziek was. Pillen waren iets van de generatie vóór ons. Onze 'vaders' smeten met digoxine, meprobamaat, pulveres Doveri en paraldehyde, of spoten triomfante-

lijk rond met de penicillinespuit. Voor ons waren pillen óf iets uit de oude doos, óf ze vertegenwoordigden de macht van de farmaceutische industrie, óf ze waren 'onnatuurlijk'.

Sinds die van wierook en hennep zwangere jaren zeventig zie ik – ijverig in de weer met mijn zandkasteel op het medisch strandtoneel – de eb- en vloedbewegingen in heersende opvattingen. Geneeskunde staat opnieuw met recht voor 'medicijnen' en kwalen zijn er om behandeld te worden en gaan niet vanzelf weer over. De culturele getijdenstroom brengt met zich mee dat we heden ten dage op de top van de zogenaamd rationele, maar in ieder geval materialistische vloedgolf voor honderden miljoenen euro's aan statines en SSRI's voorschrijven en consumeren, en een peesblessure natuurlijk niet meer afkunnen met een paracetamolletje en geduld (in willekeurige volgorde...). De – overigens terechte – strijd tegen het fysieke en mentale leed wordt nu opnieuw gesymboliseerd door een pil.

Maar er is meer aan de hand. Onze tijd wordt gekenmerkt door het ontkennen van het ongeluk. Rouw, pijn en ziekte zijn voorbeelden van iets waar we liever niet meer aan willen denken, gebeurtenissen die buitenspel gezet moeten worden. De moderne mens wenst geluk te ervaren in het hier en nu, het is een kwestie van nu of nooit. Dat nu-of-nooit-principe geldt natuurlijk bij uitstek voor de geluksextremisten die, 's nachts voortgestuwd door xtc, overdag voortbewegen in slow motion. Pillen zijn niet alleen een middel voor het bereiken van geluk, maar vervangen dus ook het geluk zelf. Ze zijn het samengeperste levenselixer voorzien van een suikerlaagje. Vandaar het placebo-effect ('ik zal behagen').

Als heraut van de kentering die ongetwijfeld weer gaat komen, blijf ik dapper opboksen tegen het doorgeslagen pillenfetisjisme. Het is vertederend om te zien hoe patiënten herontdekken dat letten op voeding en onderhoud van lichaam en geest, menige kwaal ten goede keert. Met verbazing stelt de jongere clientèle bij zichzelf vast dat gevoel van eigenwaarde en vertrouwen in eigen lichaam kunnen groeien zonder in overdreven zelfkastijding te vervallen.

Let maar op, de volgende modegril bewijst mijn gelijk.

Slotzin

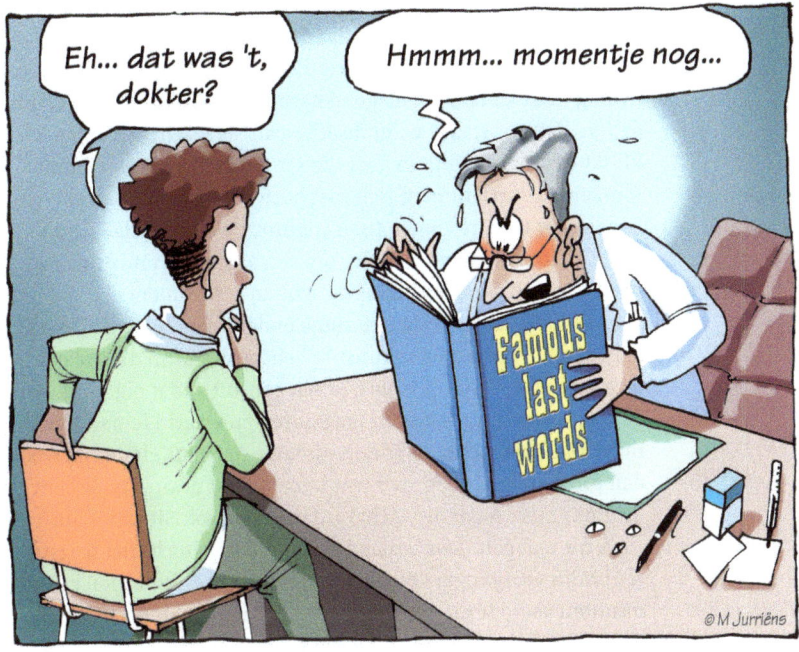

Beethoven en Mozart hadden het er al moeilijk mee: het vinden van de slotmaten van een symfonie. Er davert een haperend papapapaa... papapapaa... papapapaaaaaaaaa... door de zaal. Deze slotmaten hebben dan ook een uiterst voorspelbaar karakter – een afwisseling tussen dominant en tonica om precies te zijn – met als bijkomend voordeel dat je je, desgewenst, op tijd uit de voeten kunt maken om als eerste in de garderobe te zijn.
Een huisarts is natuurlijk geen componist, noch heeft hij ruim drie kwartier ter beschikking om het slotakkoord voor te bereiden; hij moet het doen met luttele minuten. Toch moet ook hij een zinvolle afsluiting vinden voor zijn persoonlijk kunststukje, het consult. De vraag rijst nu: is de afsluiting van een consult ook zo voorspelbaar? Wat zijn de *famous last words* van een huisarts? Voor de goede orde: een slotzin heeft weliswaar een hoog ritueel gehalte maar een functie zit daarin natuurlijk wel inge-

bed. Allereerst wil de huisarts duidelijk maken dat het verhaal van de patiënt, wat hem betreft, duidelijk is én voldoende besproken. Het uitspreken van de slotzin is daarnaast een korte toets of de patiënt die opvatting deelt. Al zal die patiënt vaak met de deurklink in de hand (hou daarom die deurklink zelf vast!) nog snel even een probleem formuleren. Impliciet schuilt er dwang in de slotzin – veelal onderstreept door onmiskenbaar duidelijke lichaamstaal – want de echo van 'de wachtkamer zit vol' klinkt er overduidelijk in door. Te straf mag hij echter nimmer klinken. De patiënt mag zich niet bezwaard gaan voelen een volgende keer weer te komen (nou vooruit, op een enkele lastpost na). De slotzin vraagt derhalve om een afgewogen mix tussen professionaliteit, overtuigingskracht en acteertalent.

Ik besloot tot een vragenrondje onder intimi-collegae. Niet iedereen blijkt die slotzinkunst te beheersen. Mijn directe collega verzucht: 'Tsja, hoe sluit je een consult af dat eigenlijk tien of hooguit twintig minuten mag duren en waarin iemand helemaal zijn hart lucht, in huilen uitbarst en (soms eindelijk) woorden probeert te vinden voor wat hem of haar dwars zit. Je bent daar blij mee, maar de wachtkamer zit ook vol. Situaties om flink uit te lopen. Een huilend iemand kun je toch niet wegsturen? Mijn voorganger kon dat ontzettend goed: hij begon enkele minuten voordat hij het consult wilde beëindigen te zeggen: "Het is nogal wat, wat je nu vertelt. Er valt ook nog veel meer over te zeggen. Ik stel voor het hier vooralsnog even bij te laten en er op een later tijdstip verder over te praten." Vooral de zin: "er valt nog veel meer over te zeggen" sprak me erg aan. Want de kracht van deze benadering lag in het feit, dat mijn voorganger het echt meende. Het was geen truc voor hem.'

Andere collega's betonen zich getructer. Een kleine bloemlezing:
- 'Ik doe meestal de groeten aan iemand thuis.'
- 'Zeg, ik weet er weer van. Tot de volgende keer.'
- 'Ga zo door – mijn zoon/dochter – en gij zult spinazie eten!'

Mijn eigen tactiek is dubbelhandig. Ik sta op, schud hand of klop schouder, en open met de andere hand de deur terwijl ik zeg: '... En nú ga ik je er uit zetten.' Ironie helpt!

Wildplassers

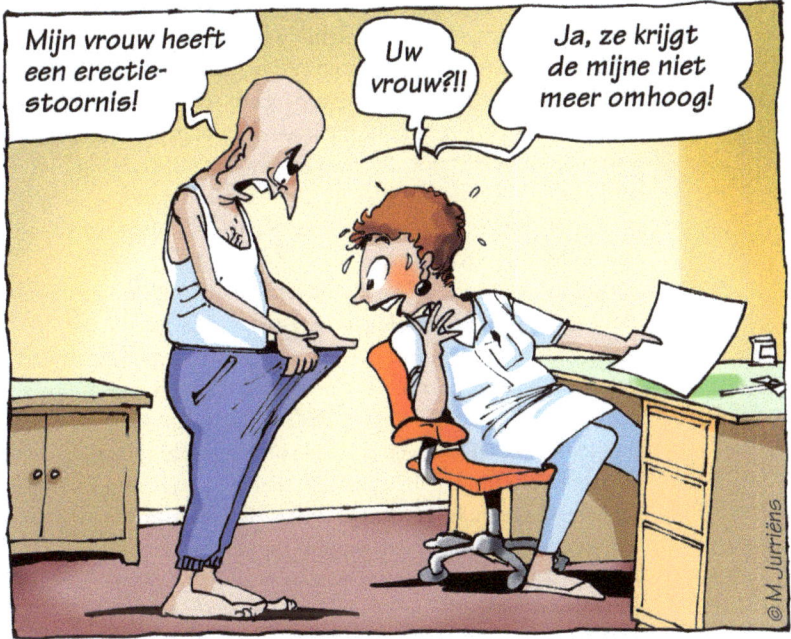

Vrouwen zijn loslippiger dan mannen. Van oudsher. Ik doel hiermee niet op het karikaturale beeld van roddelende vrouwen. Wat ik bedoel is dat vrouwen van oudsher makkelijker spreken over intieme problemen en klachten die de voortplantingsorganen betreffen. Natuurlijk heeft dat zo zijn – ook recente – geschiedenis. De introductie van de pil alleen al – met het oorspronkelijk bijbehorend inwendig onderzoek – bracht de vrouwelijke voortplantingsorganen tot een geaccepteerd gespreksonderwerp en een min of meer openbaar verschijnsel. Dat is meteen de reden waarom het begrip 'vrouwenkwaaltjes' is uitgegroeid tot een bijna spreekwoordelijke uitdrukking. Maar hoe zit het met de mannen en hun mannenzorgjes?

De Nijmeegse uroloog E. Meuleman heeft daarover een duidelijke mening: 'Mannen gaan minder goed met hun gezondheid om dan vrouwen. Zij blijven vaak langer doorlopen met klachten en gaan alleen naar de dokter als er iets ernstigs is. Vrouwen doen meer aan preventie, mogelijk omdat ze toch al gewend zijn naar de huisarts te gaan voor anticonceptie, menstruatieproblemen en zwangerschappen.' Toen Meuleman in 2002 een onderzoek begon naar plasklachten, seksuele problemen, verlies van vitaliteit en andere klachten van mannen-op-leeftijd, kreeg hij een fikse stroom reacties te verwerken. Op één enkele advertentie in een regionale krant meldden zich ongeveer 500 mannen aan voor het onderzoek. En een verbaasde Meuleman kon niet anders dan constateren: hier is sprake van een grote, stille zorgvraag. Oftewel een gat in de markt. Hij bedacht de mannenpoli, een polikliniek voor mannen boven de 45.

Op de poli stond een drie-eenheid klaar, bestaande uit een gespecialiseerde verpleegkundige, de uroloog en een seksuoloog. Hij leek gelijk te hebben. Het liep storm. 'We worden onder de voet gelopen. Ik heb deze week al vier extra spreekuren moeten inlassen', zei Meuleman destijds in *De Gelderlander*. Het ging vooral om problemen met plassen en seksuele problemen als erectiestoornissen waarmee mannen zich meldden. Klachten waarvoor in de regel een enkel consult volstaat. Geruststelling is meestal het wondermiddel. Anders gezegd: typisch huisartsenwerk.

Dus waar de trek naar de specialist dergelijk grote vormen aanneemt, moet men bijkans wel constateren dat er iets mis is met de zorg van de huisarts. Blijkbaar vinden patiënten dat de huisarts hen voldoende hoort en onderzoekt, en te weinig begeleidt. Meuleman leek hier ook op te wijzen: 'De huisarts schrijft een recept uit voor een erectiepil, legt dat verder niet goed uit, thuis blijkt het niet te werken en zo'n man wil dan verder niet meer zeuren.' Zorgelijk is dit alles. De mannenpoli is namelijk een exponent van een groter probleem: de toenemende groei van categorale poli's. Dit fenomeen is een teken aan de wand. Blijkbaar willen patiënten – zeker bij precaire kwesties – 'echte aandacht' en niet de standaardbenadering van de doorsnee huisarts. Ik vrees dat de door de patiënt gepercipieerde zorg van menig huisarts juist bij gevoelige onderwerpen inderdaad tekortschiet. Oeps, ook ik zal daarop moeten letten. Hoe de uittocht van niet-zieke maar louter ongeruste patiënten te stoppen? Oudere mannen met plasklachten ontvluchten de huisartsenpraktijken. Het zijn wildplassers geworden.

Telraamwetenschap

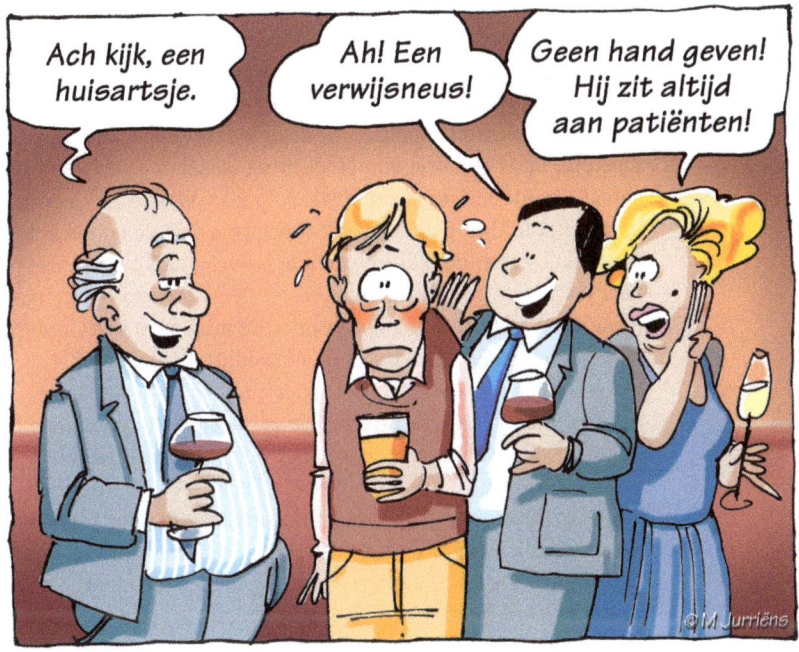

Huisartsen verkeren in de regel in eenvoudig gezelschap: hun patiënten. Dat geldt ook voor mij. Soms echter weet ik mij in hoger sferen te manoeuvreren. Zo was ik destijds in 2003 aanwezig op de besloten viering van het 150-jarig bestaan van de Gezondheidsraad (in aanwezigheid van de *queen*). Was ik hiervoor uitgenodigd? Natuurlijk niet. De commissies van de Gezondheidsraad worden sowieso voornamelijk bevolkt door wetenschappers die bij voorkeur nimmer een patiënt onder ogen zien. En als er al een huisarts in zit, dan is-ie meestal niet praktiserend. Gelukkig onderscheidde het Gezondheidsraadfestival zich niet van een Idolsconcert of een eenmalig optreden van de Rolling Stones: er ontstond een levendige ruilhandel in kaartjes, al gingen de zwarthandelaren in dit geval gekleed in stemmig grijs, met als meest opwindende detail een enkel krijtstreepje. Kortom, via-via wist ik een plekje te bemachtigen.

Ik beken, het werd een leuke middag. Vooral dankzij Inez de Beaufort, hoogleraar ethiek in Rotterdam, die een 'tegen(d)-raads' praatje verzorgde. Vol ironie ging zij het eerbiedwaardige karakter van de gezondheidsraadsleden te lijf: 'Wie lid is van de raad, is vermoedelijk wel Tamelijk Knap. Wie secretaris is, is én Tamelijk Knap én Eigenwijs. Al is de genetische predispositie tot eigenwijzigheid nog niet te lokaliseren, secretarissen hebben zo'n gen gemeenschappelijk.' De Beaufort verwees er niet naar, meen ik, maar ik moest onmiddellijk denken aan het rapport van de Gezondheidsraad dat ik las: *Publiekskennis Genetica*. Genetica is vreselijk in. Het publiek wordt overspoeld door de ontdekking van ziektegenen, het klonen van dier en mens, DNA-onderzoek door justitie en gemodificeerd voedsel. Genentellers krijgen miljoenen aan onderzoeksgelden, waar ze in mijn ogen niets anders zijn dan telraamwetenschappers. En beklijft dit allemaal? Nee. Het lekenpubliek is volgens het rapport bijkans onwetend over het effect van genen, de interactie met andere factoren zoals voeding en leefstijl enzovoort. Bovendien bestaan er allerlei misverstanden. Zorgwekkend want: 'Kennis daarover onderstreept de eigen verantwoordelijkheid van de burger. Naast enige inhoudelijke kennis is het gewenst dat burgers weten hoe ze advies kunnen vragen.' De Raad zoekt de oplossing in de richting van 'onderwijs, algemene voorlichting en de positie van de huisarts.'

De huisarts...? Joke Lanphen, zelf huisarts, constateert in hetzelfde rapport dat er in de huisartsenpraktijk weinig vragen over genetica leven. De huisarts is bovendien vaak niet in staat om de zeer gespecialiseerde kennis over erfelijke aandoeningen over te brengen, en heeft ook gewoon onvoldoende weet van genetica. Daarom moet in de nascholing veel meer aandacht komen voor genetica, want anders ontstaat een *'lost generation'* van huisartsen. Ik las dit alles met stijgende verbazing. Want al die inspanningen (veel meer nascholing voor die paar consulten in de praktijk) moet de kernrol van de huisarts onderstrepen: 'het verwijzen naar klinisch-genetici, kinderartsen of andere specialisten'.

De Gezondheidsraad mag dan meer dan 150 jaar bestaan, veel lijkt er niet veranderd te zijn. Wanneer er ook maar iets niet deugt in de gezondheidszorg, dan wijst de vinger als in een reflex naar de huisartsen. Hun kennis schiet tekort, zij moeten bijscholen en zij moeten vooral verwijzen. Huisartsgeneeskunde behoudt dus zijn klassieke rol: een verwijsfabriek.

Orgaanspecialist

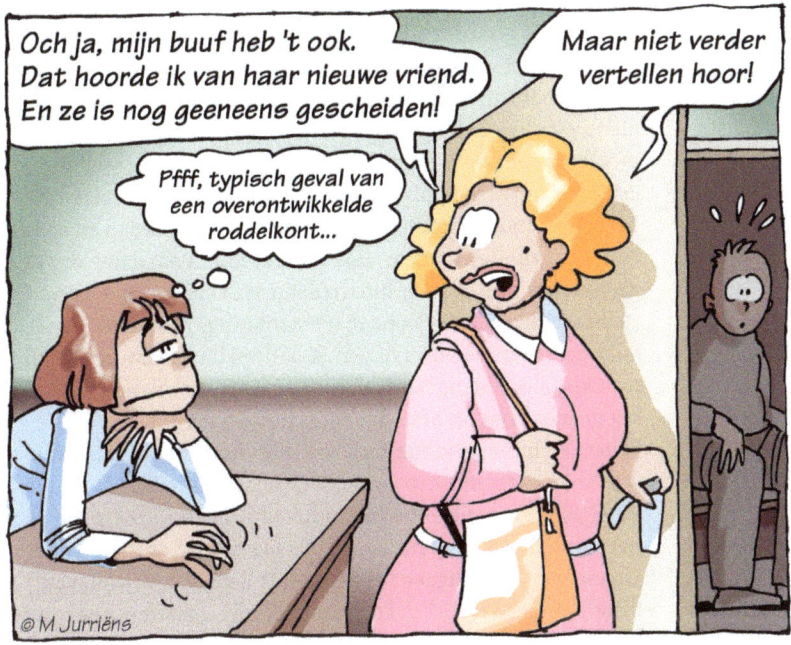

De spreekkamer lijkt soms verdacht veel op het programma RTL Boulevard. Als huisarts hoor je namelijk nog wel eens wat. Kinderen die op het spreekuur over de relatie van hun ouders vertellen. De buurvrouw die verklapt dat haar buurman veel drinkt of er een buitenechtelijke relatie op na houdt. Echtscheidingsperikelen krijgt de huisarts in de regel vrij snel te horen, maar in eerste instantie zelden via een van de betrokken echtelieden. En wat er op school gebeurt, weet een huisarts soms eerder dan de ouders van het betreffende kind. Ook al is er behalve informant en huisarts niemand anders in de spreekkamer, toch komt dit soort nieuws bijna altijd fluisterend aan bod. Alsof de zegsman of -vrouw toch ergens het gevoel heeft een gedragsregel of conventie – al heet die slechts fatsoen – te schenden. Het overigens-wist-u-dat-syndroom oftewel achterklap-syndroom is een diagnose die, mijns inziens, thuishoort in de toptien van klachten die aan de huisarts worden gepresenteerd. Goed daarmee omgaan is een venijnig klusje. Qua gespreksvoering is het probleem makkelijk op te lossen. De huisarts reageert met: 'Ik zal het in mijn achterhoofd houden', al dan niet aangevuld met: 'Het is goed dat u het mij vertelt.' Maar als daarna de informant de spreekkamer verlaat, is daarmee de kous niet af. Want wat moet of kan de huisarts met deze informatie? Hoever reikt diens verantwoordelijkheid? Ik ervaar dat zelf regelmatig als een probleem. Omdat elke oplossing eigenlijk onbevredigend is.

Zo zou ik mij actief – als een goede speurder – naar de plek van het aanstaande echtscheidingsdrama kunnen spoeden en op kordate toon kunnen vragen: 'Hoe zit dat hier?' Maar dan pleeg je als huisarts min of meer huisvredebreuk. Ongevraagde bemoeizucht wordt zelden beloond met waardering. Niets doen dan? Vaak zal het hierop neerkomen. Maar een onvoldaan gevoel blijft toch knagen. Stel namelijk dat je het echtpaar – ik hou mij voor het gemak maar bij het scheidingsdrama – al ruim tien jaar kent. Een huisarts is dan toch een soort huisvriend, al is dat een vriend op afstand. De meest praktische weg is helaas de middenweg. De informatie in het achterhoofd houden en zodra een van het stel zich meldt op het spreekuur met *whatever* klacht, gaan vissen naar achterliggende factoren. Ik denk dat 'vertrouwelijke informanten' de macht van de huisarts overschatten. Die macht is feitelijk beperkt, want gekoppeld aan verantwoordelijkheid.

Als huisarts doe je je stinkende best om te zorgen voor het welzijn van je patiënten, waarbij je altijd respect voor hen toont. Maar tussen welzijn en respect blijft het soms schipperen. Je kunt iemand een paar keer wijzen op de gevaren van veel drinken of roken, maar daar moet je niet eindeloos mee doorgaan. Als mijn verantwoordelijkheid voor gedrag dat *directe* schade kan opleveren voor het betrokken *individu* beperkt is, dan geldt dat in nog sterkere mate voor *mogelijke* schade bij *niet-direct betrokkenen*. Volgens de klassieke opvattingen is de huisarts geen orgaanspecialist. Onzin. De huisarts is dé deskundige als het gaat om het orgaan dat zowel het meest onderschat als evolutionair het meest ontwikkeld is: de roddelkont.

Bonus

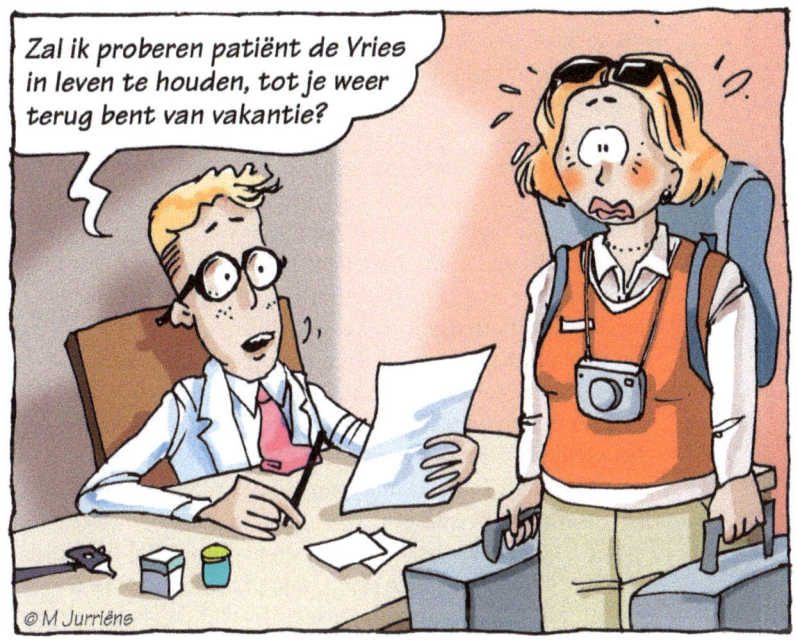

Kun je tussen het sterven door met vakantie?
Mijn opleider was daar duidelijk over: nee, of in ieder geval nauwelijks. Hij ging wel met vakantie, maar voordat het zover was, maakte hij een kleine tournee langs de chronische patiënten met speciale aandacht voor de ernstig zieken. Urenlang sprak hij en vellen vol instructies liet hij na voor de altoos jonge waarnemer die de praktijk runde tijdens zijn afwezigheid. En er ging bijna geen dag voorbij of hij belde vanaf zijn vakantieadres om te vragen: 'Hoe gaat het?' of: 'Hoe staat het ervoor met meneer zus-of-zo?' De eiwitten 'betrokkenheid' en 'verantwoordelijkheid' waren bij hem zorgvuldig verstrengeld in het DNA. Het hoorde er gewoon bij. In zijn ogen. Punt uit. Met zijn soortgenoten lijkt hij uitgestorven.
Nu de kinderen studeren, gaan wij in de regel vrij laat met vakantie, met een voorkeur voor het breukvlak tussen zomer en

herfst. Daags voor vertrek ging ik nog even langs bij een patiënt met een gemetastaseerd maagcarcinoom. Zijn vrouw had gebeld voor wat extra pijnstillers. Ik schrok toen ik hem zag. Sterk vermagerd, kortademig, een beetje grauw, veel meer pijn dan ik verwachtte. In de keuken bekende zijn vrouw doodop te zijn-.'Maar u kent hem, dokter, eigenwijs nietwaar?'
Ik knikte.
'Het ziekenhuis?', schamperde hij enkele maanden daarvoor, 'Nooit! Ik heb een hekel aan legbatterijen.'
Hij weet dat hij niet genezen zal. En hij wil thuis sterven. 'Hier ben ik opgegroeid. In dit huis ben ik geboren, dit huis heb ik eigenhandig verbouwd, hier wil ik sterven.'
Ik beloofde te zorgen voor hoge doses morfine. En ik nam afscheid. Met een narrig gevoel in het lijf.
Op de praktijk besprak ik de kwestie met mijn co-assistent. En zoals er een kloof gaapt tussen mij en de generatie voor mij, loopt er een ravijn tussen mij en de komende generatie. Hij zag het probleem niet. Het is heel eenvoudig want 'iedereen heeft recht op vakantie' en 'je moet je patiënten niet met je méédragen, je moet ze óverdragen'. Bovendien 'werken de meeste huisartsen – ikzelf ook – de komende jaren parttime', dus 'een mens kan niet blijven opdraaien voor al zijn patiënten', simpelweg omdat 'niemand onvervangbaar is'.

Bekende argumenten. Maar waarom smaken ze zo slecht? Op hoofdlijnen heeft hij gelijk, natuurlijk. Maar mag er voor sterven geen uitzondering worden gemaakt? Moet een huisarts niet juist op dat moment 'er zijn'? Is dat niet de meerwaarde van het vak, de bonus voor patiënten? Ik kon mij op dat moment wel voor het hoofd slaan, want ik had nagelaten het echtpaar in te lichten over mijn vakantie. Aan de andere kant... hebben patiënten een stem in mijn vakantie? Er wordt een hoop drukte gemaakt over noni's, niet-op-naam-ingeschreven mensen. Mijn zorg geldt vooral de bonu's: de bijna-op-naam- uitgeschreven patiënten, de terminalen in mijn praktijk.
Toen ik een dag later 's ochtend naar mijn vakantiebestemming vertrok, maakte ik een kleine omweg en duwde een briefje met mijn mobiele nummer in de brievenbus van de patiënt.
Mijn vrouw protesteerde.
Vergeefs.

Zitvlees

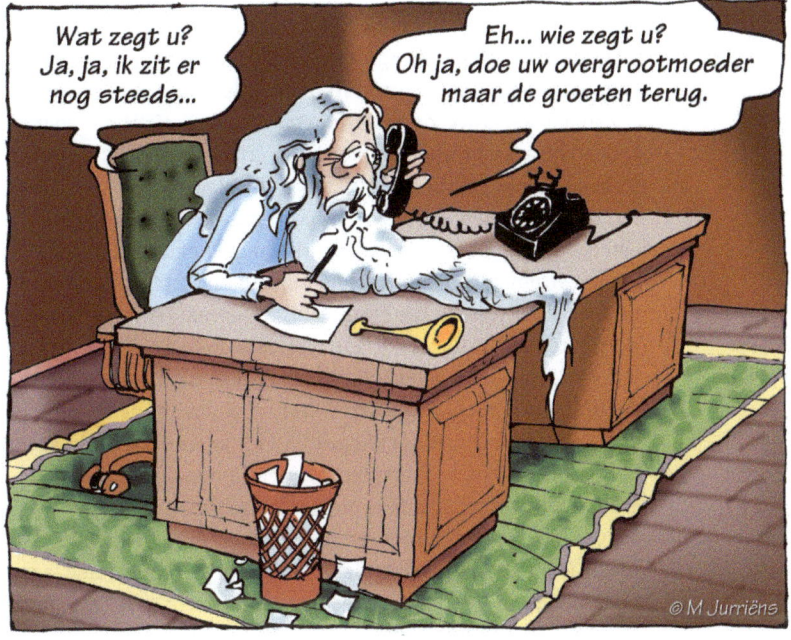

Zitvlees, daar komt het op aan. De realisering van de beginselen van de huisartsgeneeskunde berust voor een groot deel op het zitvlees van de dokter: er zijn en er blijven. Beschikbaar zijn wanneer de patiënt je nodig heeft en de verwachting uitstralen dat dit nog steeds het geval is, mocht het weer aan de orde zijn. Een tussentijdse bekroning op mijn zitvlees als huisarts mocht ik ervaren toen ik de eerste van 'mijn' kindskinderen in de armen kreeg gelegd. Grootmoeder en de jonge moeder hadden speciaal een afspraak gemaakt om mij hun kerngezonde (klein)zoon te tonen. In de anonieme sfeer van de moderne grote stad een geste van schier bijbelse allure.
Komt hier louter het dividend van mijn zitvlees tot uitdrukking of gaat achter het simpele 'beid uw tijd' van de dokter een veelzijdiger fenomeen verscholen? Ik denk het laatste. De band van moeder en dochter met mij is naast mijn blijvende aanwezigheid

vooral terug te voeren op geduld. Geduld ten aanzien van de opmerkelijke escapades van moeder zo'n twintig jaar geleden en geduld bij het wikken en wegen over de beste benadering van de potentieel ongevaarlijke, maar moeilijk te behandelen aandoening bij de dochter. In al die jaren was het me kennelijk gelukt de nogal eens verkeerd begrepen 'komt tijd, komt raad'-houding voldoende overtuigend uit te stralen. Geduld is zeker geen panacee, maar werkt wel op vele fronten. Vrouwe Patientia is voor de huisarts waarschijnlijk een nog belangrijker muze dan Vrouwe Placebo. Geduld als antidotum tegen misplaatste irritaties, ervaren tijdsdruk, paniekvoetbal en scoringsdrift. Natuurlijk doet een doeltreffende incisie van een rijp abces het doktersbloed sneller stromen en triomfeert men graag met antibiotica en steroïden. Maar juist in het evenwichtig gedoseerd toepassen van geduld toont de huisarts de kern van zijn ambacht. In de arts-patiëntrelatie gaan geduld en placebo-effect hand in hand. Een geduldige houding van de arts werkt vrijwel zeker heilzaam.

Voor de patiënt is doktersgeduld uiteindelijk cruciaal. Neem het probleem van de therapietrouw. Patiënten blijken honds-*on*trouw: in geïndustrialiseerde landen gebruikt slechts 50 procent van de patiënten met een chronische ziekte trouw hun medicatie. In ontwikkelingslanden ligt dit percentage nog lager. Zo blijkt dat in Gambia 27 procent van de patiënten met een hoge bloeddruk trouw hun medicijnen slikt, in China is dit 23 procent en in de Verenigde Staten 51 procent. Volgens de WHO zijn niet alleen de patiënten, maar ook de zorgverleners hieraan schuldig: 'De wereldwijde gezondheidszorg faalt als het gaat om gedragstraining van de patiënten. Artsen en verpleegkundigen krijgen de kans niet om het gedrag van de patiënten te veranderen.'

Ik neig ertoe de WHO gelijk te geven, al spreekt de organisatie nergens van nut en noodzaak van een strak, gelooid en gehard zitvlak! Bij kortdurende ongemakken die zo frustrerend lang lastig zijn, maar nog meer bij chronische aandoeningen en problemen komt het erop aan R./Patientia 3dd 1c. op geloofwaardige wijze 'voor te schrijven'. De therapietrouw van de patiënt hangt dus af van het zitvlees van de dokter.

Overwerkaccijns

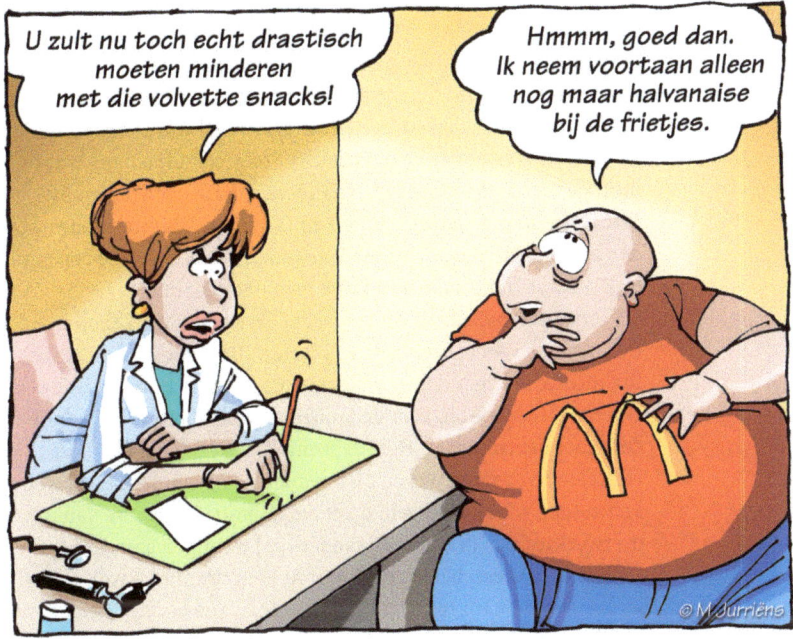

Een jeugdherinnering. Mijn moeder placht met regelmaat te zeggen: 'Word je nou niet te mager?' Steeds opnieuw poogde zij mij aan te zetten tot inname van extra voedsel, in de stellige overtuiging dat weliswaar moddervette mensen een geducht slechte gezondheid hebben, maar dat het met hun tegenvoeters – de graatmageren – niet veel beter is gesteld. Te mager betekent te weinig weerstand. Een klassiek denkbeeld dat kniehoog in de Hollandse klei staat. Nog steeds.
Deze herinnering stemt mij, zoals dat een herinnering betaamt, mild. Je eigen moeder is immers je eerste huisarts: alom aanwezig, altijd aanspreekbaar en vol goedbedoelde raad. Tot gekwordens toe, want ieder kind kent het omslagmoment van bezorgdheid naar overbezorgdheid.
Bezorgdheid blijft echter de kern van zowel ouderschap als gezondheidszorg en huisartsgeneeskunde. Wel hult deze zich in verschil-

lende gedaantes. De overheid heeft een speciale manier om haar zorg over onze gezondheid te uiten: het heffen van accijns. Ongezond leven dient namelijk te worden bestreden (of beter: bestraft!). Een probleem is dat het moeilijk is een fair onderscheid te maken tussen verschillende ongezonde gewoonten. Het is een koud kunstje om het gebruik van tabak en alcohol aan te pakken door accijnsverhogingen. Maar in zekere zin zijn de rokers en de drinkers dan de zondebokken, terwijl anderen niet worden gestraft voor hun andersoortige maar evenzeer ongezonde gedrag. Waar blijft de toeslag op kroketten, frikadellen, bamischijven en Big Macs? Nederland 'vervet' immers in ras tempo. Dat moet hard worden aangepakt! Mayonaise moet voortaan uitsluitend te koop zijn bij de slijter: minderjarigen kunnen er dan niet bij.

Andere voorbeelden van ongezond leven? De 'workaholics'. Degenen die veel te veel in de zon liggen. Degenen die aanvankelijk medische behandeling weigeren en dan – als hun conditie verergert – alsnog kiezen voor behandeling, maar dan wel een duurdere voor het collectief. Het is kortom de vraag of het fair is dat bepaalde gewoonten wel en andere niet belast worden. Hard werken vinden wij bijvoorbeeld nu eenmaal nuttig. Het idee van overwerkaccijns (ik ben voorstander!) zal weinigen aanspreken. De huisarts is een belangrijke spil in het stimuleren van gezond leven. Die rol nam hij over van de ouders. Die bezorgdheid onderstreept hij met adviezen die hij de godganselijke dag verstrekt en waarop hij ook nog trots is. Het is echter de vraag wat zijn persisteren over hemzelf zegt... Dat huisartsen ongevraagde adviezen blijven geven, ondanks de ineffectiviteit ervan – gemeten op het niveau van het slachtoffer althans! – geeft al aan dat dergelijke adviezen kennelijk een (nuttige?) functie vervullen voor 'de adviseur'. Ik denk dat veel ongevraagde adviezen niet geuit worden vanwege hun inhoud en/of beoogde effect, maar omdat zij de geritualiseerde drager/expressie zijn van onze behoefte om ons bezorgd en zorgzaam voor anderen te tonen. De overbezorgde moeder is daar een uitdrukkingsvorm van, maar ook de huisarts. De huisarts-adviseur geeft geen blijk van echte bezorgdheid maar heeft meer een houding van 'ik heb het in ieder geval gezegd...'. Alsof met het uitspreken van het advies het doel al is bereikt. Bovendien, als het dan op een later tijdstip 'fout' gaat, reageert de adviseur niet met de woorden: 'Goh, wat sneu...' maar met: 'Ik heb je toch gewaarschuwd!' De huisarts veinst slechts bezorgdheid om zijn patiënten.

Vergeet-me-nietje

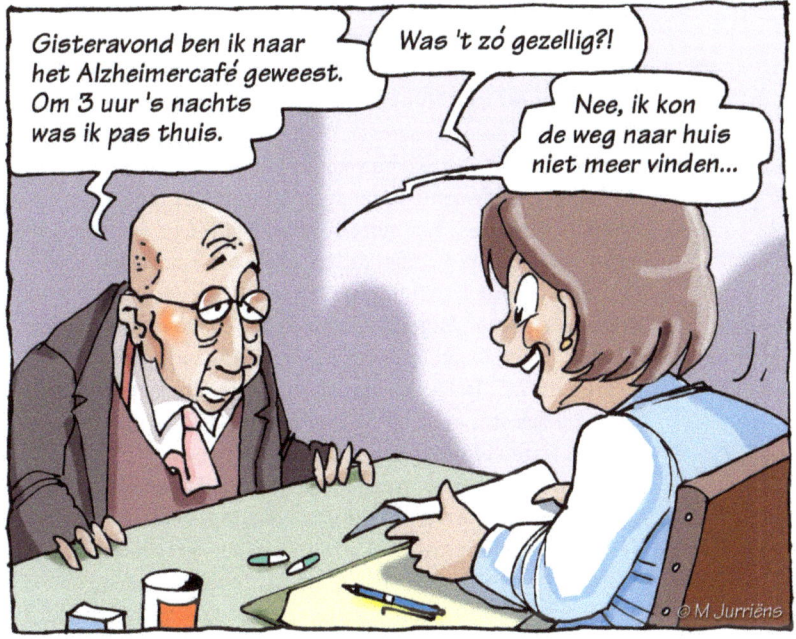

Alzheimer is populair. Ik bedoel: het is een breed geaccepteerd maatschappelijk probleem. Van een taboe lijkt allang geen sprake meer te zijn. Er is immers een hausse in boeken (fictie en egodocumenten), televisieprogramma's en tijdschriftpublicaties. Tot en met cartoons met onversneden galgenhumor. Zo zag ik ooit een Paas-cartoon van Kamagurka. Een verpleegkundige zegt in de tuin van een verzorgingstehuis tegen een groepje uitsluitend mannelijke patiënten: 'Zo, nu gaan jullie eerst de eieren verstoppen en daarna mogen jullie ze gaan zoeken.' Deze cartoon schoot mij weer te binnen toen ik laatst in het café zat. Het Alzheimercafé om precies te zijn. Dat is geen kroeg gedreven door Alzheimerpatiënten, maar een reguliere taverne die de deuren opent voor patiënten, hun partners, mantelzorgers, buren en andere nieuwsgierigen. Uit de foldertekst: 'Nederland kent circa 250.000 dementerenden waarvan een klein deel in het verpleeghuis woont. Men veronderstelt dat er een onbekend groot aantal dementerenden thuis woont. Dit zijn veelal ouderen die nog niet bekend zijn in het hulpverleningscircuit. Mede hierdoor is er veel leed in de thuissituatie, ouderen die alleen "aanmodderen" in de hulp aan hun partner. Het missen van begrip en steun van anderen, en de angst over hoe het verder moet als "het niet meer gaat" blijken op zich al een groot probleem voor met name de gezonde partner.' Een ontmoetingsplaats dus voor iedereen die zich betrokken voelt of is bij de ziekte, met als doel de thuiswonende dementerende en zijn mantelzorgers uit het isolement te halen. Het moet de gemoedelijkheid van een gewoon café hebben, zodat de bezoekers een praatje kunnen maken over serieuze en minder serieuze zaken.

Bezoekers kunnen lotgenoten zijn met wie men ervaringen uitwisselt, maar ook professionals die op vragen ingaan.

Ik zat daar als deskundige, als huisarts. En ik verbaasde mij... De meestgestelde vraag kwam namelijk van mensen die bezorgd waren of hun partner leed aan beginnende dementie c.q. Alzheimer. De ene na de andere kleurrijke, komische dan wel licht-tragische beschrijving van iemands gedrag dook op uit de donkerte van de kroeg. Nou ben ik in de regel geen *believer* van al die verborgen-leedscenario's waarop dubieuze lieden, patiëntenorganisaties en sommige onderzoeksstichtingen hun beleid graag baseren. Maar de hoeveelheid mensen die met deze zorg leefden, verbijsterde mij. En ik vroeg mij af waarom die mensen niet gewoon op het spreekuur komen. Of je partner leidt aan beginnende dementie is toch een heel gewone en bovendien echt huisartsgeneeskundige vraag? Zo hoor ik dagelijks de *dokter-heb-ik-reuma*-vraag, waar ik de diagnose reuma hooguit tweemaal per jaar stel. Is dit een teken aan de wand? Komen patiënten minder met dit soort vragen bij de huisarts dan vroeger? Zou dat betekenen dat wij als huisartsen steeds minder zicht krijgen op wat er leeft binnen zelfs de eigen patiëntenpopulatie? Hebben wij ons niet al te zeer verschanst in de kille spreekkamer, achter dikke praktijkmuren verdedigd door hulppersoneel? En zijn wij zodoende vervreemd van wat zich in het dagelijkse leven in de maatschappij afspeelt? Dat zou de doodsteek voor het vak zijn. Het moet dus anders. Het is net als voetballen: goed voetballen leert een kind op straat, met twee slordig neergelegde jacks als doelpalen. Dat geldt ook voor ons vak: je leert het in de praktijk, op straat en in het café. Huisartsen moeten weer *streetwise* worden.

Charmeoffensief

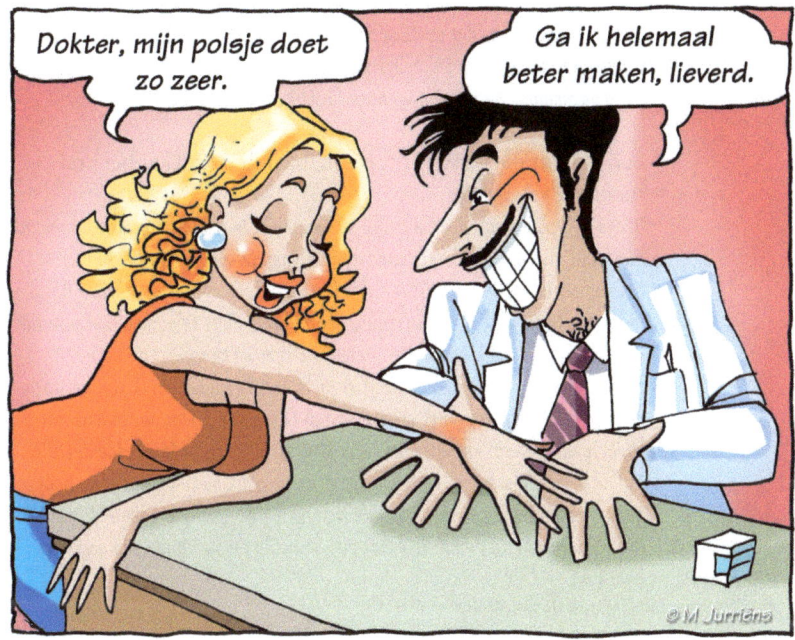

Eén uitzending van het televisieprogramma *Ook dat nog!* had in 2003 zoveel effect dat in drie dagen tijd driehonderd klachten over huisartsenposten binnenkwamen bij 's lands ombudsman. De bereikbaarheid was slecht, diagnosen werden gemist, en de patiënt kreeg de rekening voor een doktersconsult waar in werkelijkheid slechts een kort gesprek met de assistente plaatsvond. Afstand (in ruimte en tijd) en het ontbreken van lijf-aan-lijf contact, waren destijds (en ook nu nog) blijkbaar fnuikend voor de arts-patiëntrelatie.
Verdwenen lijken de dagen dat patiënten blind vertrouwen hadden in hun alom gerespecteerde huisarts. Hoe dat te herwinnen?

Het leek tijd voor een charmeoffensief. Als de patiënt dan toch zo gevoelig is voor wat media zeggen en schrijven, stelde ik voor de spreekkamer vol te leggen met de klassieke dokterromans.

Een korte bloemlezing. Jennifer Taylor schrijft in *Italiaans Intermezzo*:

Dokters zagen ouderen meestal alleen als een medisch geval, maar Luke niet. Hij zag Alice als een echt mens, met echte gevoelens, niet alleen als een zieke. Het verbaasde haar dat ze daar zo blij om was. 'Dat geloof ik graag.' Met een warme glimlach kneep Luke de vrouw even in haar hand. 'En u zult er nog een hoop aanbidders bij krijgen, wanneer uw heup eenmaal beter is.'

Een patiënt die verliefd is op zijn/haar dokter? Lees het anonieme *De najaarssloop*:

'Lieve help, Herman, doe toch niet zo vormelijk. Ik heb graag een goede band met mijn huisarts. Een vertrouwensband, snap je. Anders durf ik je toch helemaal niets te vertellen?!' Er gleed een glimlach over zijn gezicht. 'Beste mevrouw Brandsma, een vertrouwensband heeft niets te maken met uiterlijk vertoon. Zo'n band komt van binnenuit en is gevoelsmatig. Of ik u nu mevrouw of Carla noem, dat heeft er niets mee te maken en ik stel het toch op prijs mijn patiënten met mevrouw aan te spreken.' 'Hm, wat klonk dat lief, zoals je mijn naam net uitsprak.' Herman zuchtte, maar hij voelde dat zijn bruine ogen glinsterden. Ze legde het er wel erg dik bovenop dat ze in hem geïnteresseerd was, maar hij voelde zich eerder gevleid dan geërgerd. Het kwam namelijk niet vaak voor dat een dergelijk mooie vrouw een oogje op hem had.
'Wat zijn de klachten?'
'Die zijn er nog niet.'

En als niets meer helpt, is er altijd nog de Geleerde Professor die uitsluitend leeft voor zijn patiënten, lees Marie-Françoises roman *Vrouwenarts Frank Daniel: Een vakantieliefde voor dokter Daniel* er maar op na. Een professor hoort de vermoedelijke diagnose kanker:

'Verdomme!', bromde professor Verbeeck. Opeens veranderde zijn toon. 'Brengt u haar hier naartoe, Daniel. We zullen alle noodzakelijke onderzoeken doen en als het nog nut heeft, opereer ik haar morgen.' 'Morgen is het zaterdag', durfde dokter Daniel nog te zeggen, hoewel hij wist, dat het voor professor Verbeeck niet belangrijk was, als het om een mensenleven ging.
'Nou en?', brulde de ander dan ook door de telefoon. 'Is het dringend of niet?'
Dokterromans zijn spotgoedkoop. En na lezing ervan liggen alle patiënten – zoals het hoort – weer amechtig aan de voeten van hun huisarts.

Klein woordenboek voor de huisarts

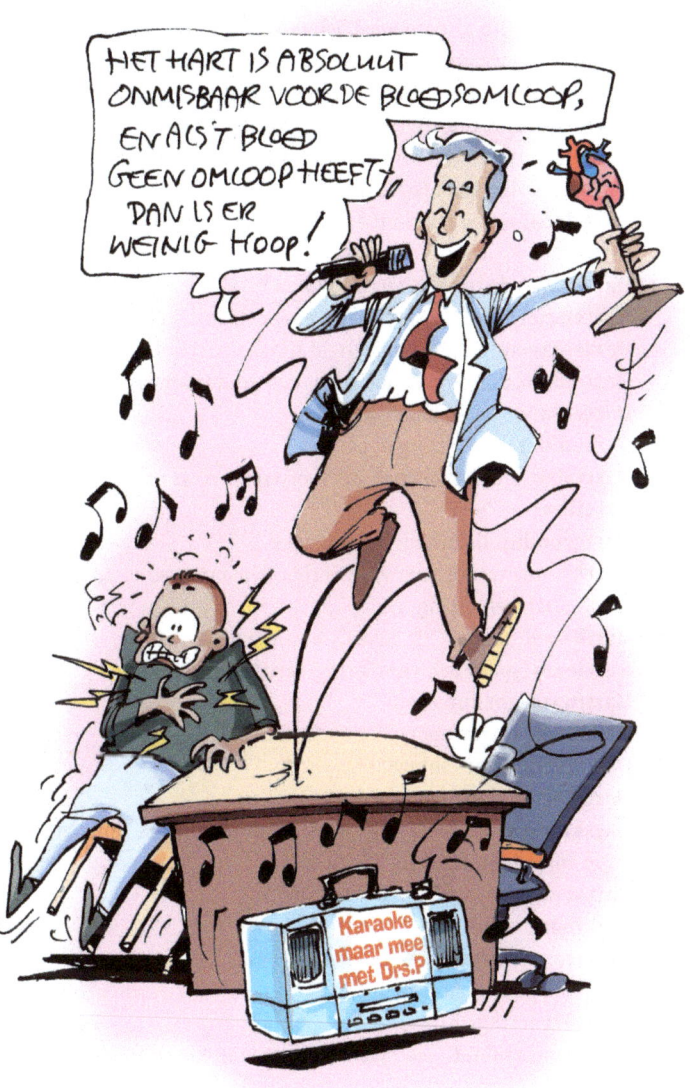

Hart- en vaatziekten zijn 'volksvijand nummer 1', zoals dat heet. Een tamelijk lompe en bovendien zinledige slogan. Volksmennerij zelfs, omdat er altijd een eerste doodsoorzaak zal zijn en er dus altijd een 'volksvijand' zal blijven. Hoe het ook zij, de angst voor een hartkwaal is groot. Om daarop voorbereid te zijn, moet de huisarts zijn idioom goed beheersen. Derhalve hier een kleine bloemlezing uit een nog ongepubliceerd manuscript:

Hartbewaking: sciencefiction geneeskunde; zie ook 'slangenmens'
Hartcentrum: hogere tarieven voor gelijke zorg
Hartelijk: warm welkom of afscheid; het welkom is in de regel hartelijker dan het afscheid
Harteloos: 1) dode patiënt 2) levende patiënt 3) de minister van VWS
Hartenaas: de minister van VWS
Hartendief: elke huisarts heeft er eentje in zijn populatie
Hartenjagen: geliefde bezigheid tijdens nascholingen
Hartenkreet: 'komt er nou nooit een einde aan dat spreekuur?'
Hartenloos: zie 'beleidsmakers'
Hartenlust: overbezorgde patiënt
Hartfalen: liefdesverdriet (doorverwijzen naar psychiater)
Hartfilm: zie 'Sisi'
Hartgrondig: lichamelijk onderzoek
Hartig: smaaksensatie, vaak verbonden aan producten leidend tot een hartvervetting
Hartkwaal: (zucht) 'de zoveelste vandaag...'
Hartleers (spelfout): verdikking van de hartwand
Hartmassage: kunstfout
Hartsloof: slagersvoorschoot (zie 'witte jas')
Hartstikke: mors subita
Hartstocht: (lang vergeten) passie
Hartsvanger: middeleeuws wapen dat de huisarts soms bij de hand zou willen hebben
Hartsvriend: waarnemer
Harttoon: lokroep
Harttransplantatie: lees de thriller 'De moord voor dr. Barnard'
Hartversterker: koffie
Hartvervetting: lijfstraf
Hartverwarmend: geen weekenddiensten meer; leve de huisartsenpost!
Hartverzakking: uitgestorven ziekte
Hartzeer: een zieke assistente

Baklucht

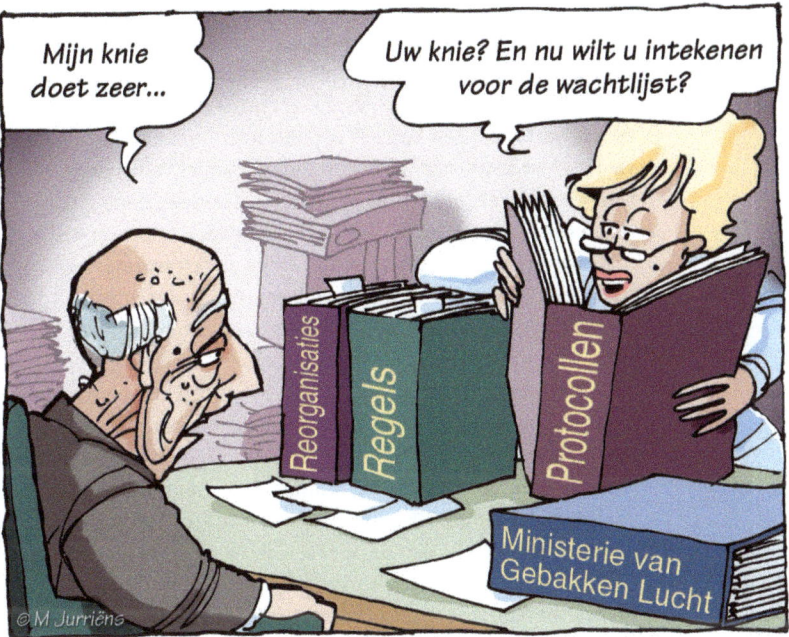

Huisartsen verdienen hun brood aan wat zoal misgaat in het lichaam en leven van hun patiënten. Dat klinkt wranger dan het doorgaans uitpakt. Echte genezing is vaak niet het eerste waar het om draait. Het komt aan op verhelderen, verder zoeken, geruststellen, verlichten van last of pijn en het bieden van troost, vooral veel troost. Huisarts en patiënt kunnen zich meestal goed vinden in dit scenario. Zo niet, dan is er altijd nog de mogelijkheid van hoger beroep: de verwijzing naar een medisch specialist. In negen van de tien gevallen schikt eenieder zich echter in z'n lot en pakt na korte of langere tijd de draad weer op. Deze schets oogt spectaculair noch glorieus. Toch voelen patiënt en huisarts zich opmerkelijk tevreden met hun simpele samenspel. Deze lankmoedigheid kunnen beiden opbrengen zolang kwaal of probleem voorbij zullen gaan, aangepakt kunnen worden of nou eenmaal onvermijdelijk bij het leven horen. Maar in dat laatste zit hem de kneep: wat hoort nog wel bij het leven en wat niet? Allereerst stuiten we hierbij natuurlijk op persoonlijke opvattingen en ervaringen. Iedereen heeft – gelukkig – zo zijn eigen kijk op het leven en lichaam. Maar met een beetje inschikkelijkheid en inlevingsvermogen komen patiënt en huisarts daar wel uit. Het poldermodel bestond in de spreekkamer van de huisarts al jaren. Wat is in het onderhavige geval nog normaal, zeg maar acceptabel, en wat niet? Een kwestie van uitonderhandelen vanuit wederzijdse kennis en inzichten, en morgen of volgende week zien we wel weer verder. Zo ging dat en daar leek niets mis mee. Helaas gaat er met dit poldermodel tegenwoordig echter wél veel mis. Het onderhandelen en schikken loopt vast wanneer de patiënt en/of de huisarts het probleem niet als onvermijdelijk ervaren. Wanneer men voelt dat het zover niet had hoeven komen, wanneer machten buiten de spreekkamer ongrijpbaar zijn, wanneer patiënt en huisarts boos, machteloos en moedeloos worden. Dan loopt het spaak en is gedeelde smart een heel schrale troost. De litanie van voorbeelden is alom bekend: de wachtlijsten, de verstopte poliklinieken, het ontbreken van thuiszorg en het gebrek aan goede verplegingsvoorzieningen.

Daarachter schuilen personeelsgebrek en wanorganisatie. Beide zijn ons niet als natuurramp overspoeld, maar gewoon met mensenhanden tot stand gebracht. Het is bedroevend dat het rijke Nederland het heeft weten te presteren een goede en goedkope gezondheidszorg in korte tijd in de gevarenzone te brengen. Spookverhalen dat de zorg te duur zou zijn, leidden tot lage salarissen en afknijpen van opleidingen. Voorts zadelde een ongebreidelde regelzucht van functionarissen (op veilige afstand van patiënt en ziekbed!) de nog overgebleven verzorgenden, verpleegkundigen en artsen op met een stortvloed aan regels, protocollen en reorganisaties. Meestal ontbraken gedegen argumenten. Gebakken lucht dus. En die verstikt. Maar ook vanuit andere sferen is de gebakken lucht de spreekkamer van de huisarts binnengedrongen. We jagen onszelf en elkaar op met de mantra 'druk, druk, druk' en dazen door met extreme bedragen voor breedbandtelefonie en andere luchtkastelen. Is het dan verwonderlijk dat patiënt en huisarts moedeloos voortrommelen met RSI, chronische vermoeidheid, overspannenheid en de vlucht in de WAO? Over één ding zullen beiden het snel eens zijn: zulke 'kwalen' zijn niet normaal en horen niet onvermijdelijk bij het leven.

Ontmanteling

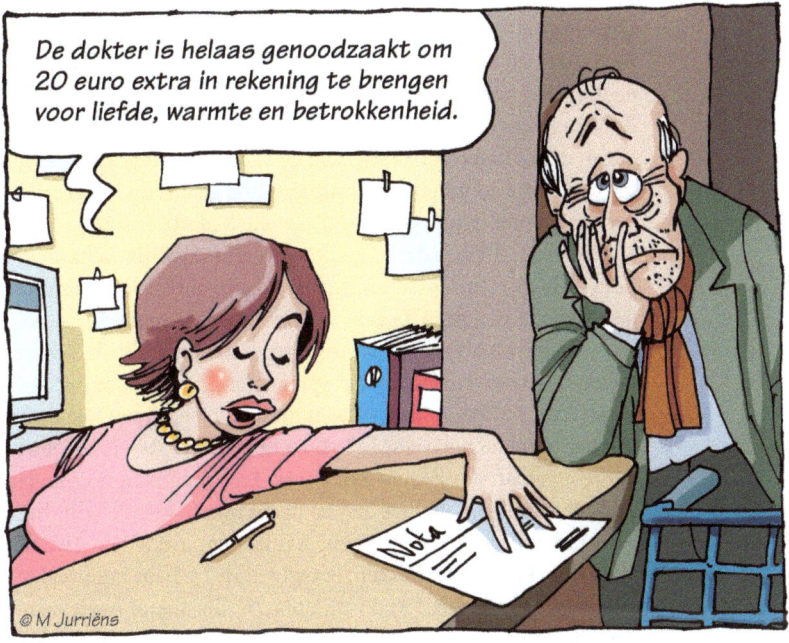

Het gebeurde midden in het houtje-touwtjestijdperk. Internist Joop Hattinga Verschure introduceerde het begrip mantelzorg. Ook toen al vond menige discussie plaats over de gezondheidszorg en het zorgstelsel. In al die nota's en rapporten ontbrak voor zijn gevoel een belangrijke zorgcategorie die hij zag als aanvulling op de reguliere gezondheidszorg en andere, toen al bekende, hulpvormen als zelfhulp en vrijwilligerswerk: de mantelzorg. Onder 'mantelzorg' verstond hij onbetaalde hulp, verricht vanuit hechte sociale netwerken, en gebaseerd op waarden als warmte, liefde en betrokkenheid. Hij bracht het in als ideologisch principe, tegen de medicalisering. Hierdoor kleefde van meet af aan een zeker romantisch laagje aan het begrip, zeker in zijn meest prille betekenis. Hattinga Verschure plaatste de mantelzorg zelfs voor professionele zorg. En zoals dat met ideaalbeelden gaat: zij beklijven én schrikken af. Niemand kon destijds aan dat beeld voldoen. En dat kan nog steeds niemand. Wat is vandaag de dag het draagvlak voor zorg-gebaseerd-op-liefde? Begin 2004 werden op de jaarlijkse 'mantelzorgdag' enquêteresultaten bekendgemaakt. Slechts 10 procent van de Nederlandse bevolking onderschreef de stelling 'Het is fijn dat mijn ouders bij mij kunnen inwonen', en 72 procent vond dat als mantelzorg te veel tijd kost, de overheid het maar moet opknappen. Ruim driekwart achtte het beter voor ouders om in een verzorgings- of verpleeghuis te zitten dan afhankelijk te zijn van de eigen kinderen. Cijfers die tot nadenken stemmen. De ontmanteling gaat hard. Hoeveel verantwoordelijkheid wil de individuele Nederlander nog afschuiven?, denk je dan... En de overheid? Zij blijft volharden in het vastleggen van 'mantelzorg' als noodzakelijk instrument om de stijgende kosten in de gezondheidszorg af te remmen.

Elke huisarts kent de mantelzorgers in zijn praktijk. Laatst kwam mevrouw Jacobse op het spreekuur om, niet voor het eerst, haar hart te luchten: 'Geen mens kan begrijpen hoe moeilijk het is om zo'n patiënt in je huis te hebben. Voor je zover bent dat je 't gelooft dat je man dement is. En dan blijven je vrienden weg. Sta je alleen, de hele dag en nacht met 'n gek. Je kunt hem geen moment meer alleen laten. Aankleden, uitkleden. Twaalf jaar lang. Een andere dokter zei tegen mij: "Je hebt hem veel te lang thuis gehouden." Makkelijk praten: die dokter heeft hem gewoon veel te laat opgeroepen voor het spreekuur! Nu zit hij in een verpleeghuis. En ik ben haast nooit meer thuis ondanks dat ik nog amper lopen kan.' Liefde en ellende in een dodelijke omklemming.

Zoals gezegd: de overheid sluit de ogen. Maar denken huisartsen wel voldoende aan 'onze' mantelzorgers? Zijn wij niet hun hoeders? Wetenschappers zullen beweren: 'Er is meer onderzoek nodig'. 'Vast', denk ik dan, 'maar wetenschap wil graag zuiver zijn waar de werkelijkheid vaak o zo slordig is.'

Adviestrouw

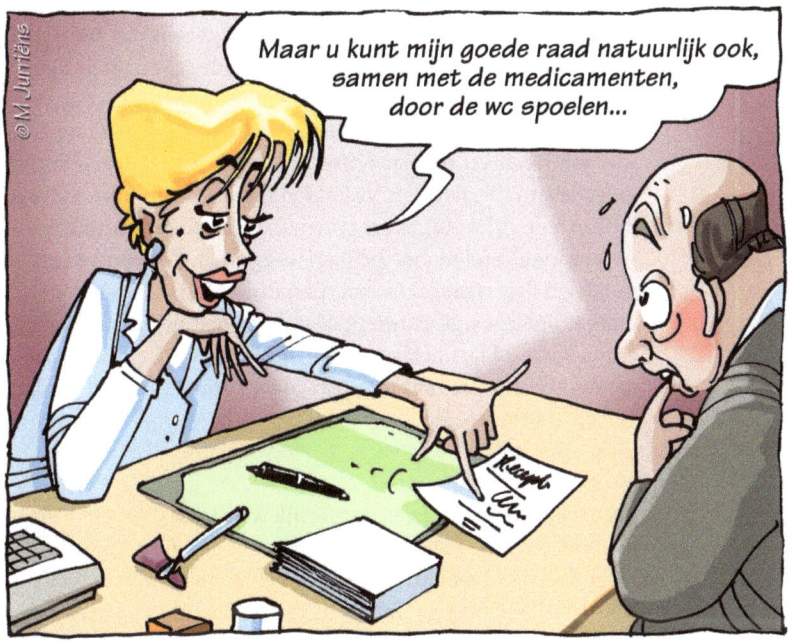

Gehoorzaamheid is gemakkelijker te eisen dan uit te voeren. Als kind was ik weerbarstig, zo beweren mijn ouders. Bijkans alle welgemeende adviezen ('Trek een jas aan'; 'Kom niet te laat thuis'; 'Drink niet te veel'; 'Wees voorzichtig!') schijn ik met eerst kinderlijk en later puberaal gemak naast mij te hebben neergelegd. Zelf zie ik het, terugkijkend, meer als een uiting van zelfstandigheid, al ben ik eerlijk genoeg om te beseffen dat het veeleer ópstandigheid zal zijn geweest. Adviestrouw heb ik mij dus nooit betoond.

Als huisarts heb ik dus een 'belaste anamnese'. Mag ik van mijn patiënten verwachten wat ik zelf vroeger nimmer deed? Vanochtend kwam Sandra weer op consult 'voor een kuurtje'. Zij is even licht ontvlambaar als aanstekelijk. Ik bedoel: voor het minste of geringste kuchje of pijntje wil ze een antibioticum. Het is het type recht-doorzee-vrouw dat eerlijk toegeeft: 'Die vorige kuur was trouwens prima, ik was na een paar tabletten al helemaal beter.' Op de vraag of zij de kuur had afgemaakt: 'Welnee, ik was toch beter? De rest ging door het toilet. Goed voor de weerstand van de vissen!'

Zoals Sandra zijn er velen. Uit de krant begreep ik dat alleen al in Ede zo'n achtduizend kilo medicijnen retour gaat naar de apotheek, in de chemokar dan wel prullenbak verdwijnt, of door het toilet wordt gespoeld. Waar Ede nog steeds een brandhaard is van onuitroeibaar religieus besef en dus blinde gehoorzaamheid, moet de situatie elders in Nederland nog veel erger zijn. Extrapolatie van de cijfers uit Ede laat zien dat patiënten jaarlijks zes- tot negenduizend ton medicijnen weggooien. Ze laten geneesmiddelen liggen omdat ze van specialist of huisarts een ander merk krijgen voorgeschreven, of stoppen met het gebruik omdat ze bijvoorbeeld last hebben van bijwerkingen. Of – en dat is de Sandra-variant – ze maken een antibioticumkuur niet af omdat ze zich al beter voelen.

Is dit ernstig?

Moet ik mij zorgen maken?

Maatschappijbreed gezien natuurlijk wel. Massa's pillen verdwijnen en miljoenen euro's worden over de balk gesmeten. Maar op individueel niveau ligt dat een nuance anders. Want echt opvallend mag de constatering niet heten. Dat weet elke ouder en dat weet elke huisarts. Goede raad is windgevoelig. Huisartsen geven meer advies dan zij pillen voorschrijven, dus het aantal malen dat een advies of voorlichting niet wordt opgevolgd, kan niet anders dan vele malen groter zijn dan het aantal weggegooide pillen. Wie daar niet mee kan leven, maakt zijn huisartsenleven onleefbaar...

Bovendien heeft alles zijn positieve kant. Want stel dat je een volstrekt foutief advies geeft. Wat zijn dan de gevolgen? Bijna nihil... patiënten volgen het advies immers toch niet op.

Ach, huisartsgeneeskunde is eigenlijk een veilig vak.

Verwengeneeskunde

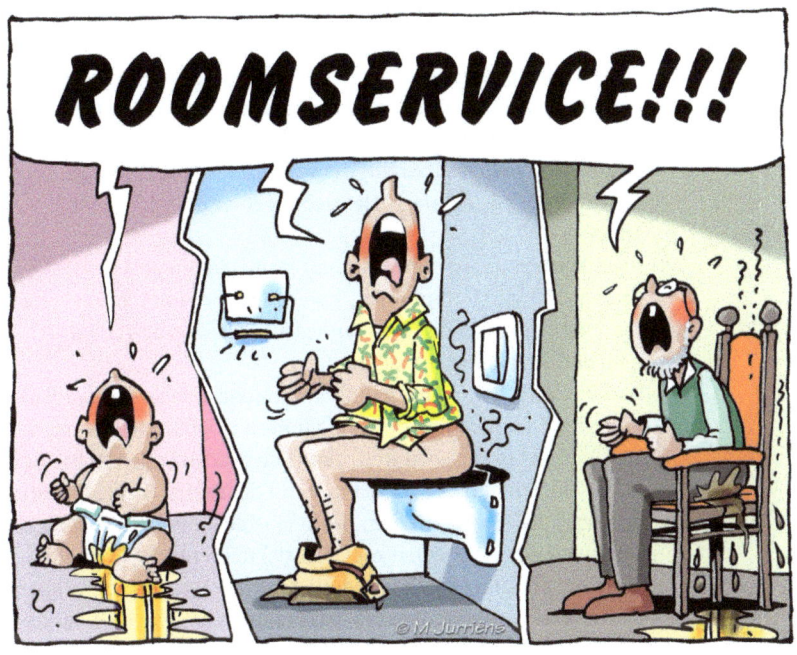

De mens is een luxedier. Hij wil verwend worden. Levenslang. Dat krijgt hij met moederborst en paplepel ingegoten. De wieg is een vijfsterrenhotel. Op afroep – een luidkeelse huilbui is voldoende – wordt aan fysieke behoefte (een potje Olvarit) of knuffelnoodzaak (heerlijk, moeders armen onder de oksel) voldaan. In het centrum van de aandacht staat maar één persoon: jijzelf.
Eigenlijk wil de mens daar nooit afstand van doen. Want op volwassen leeftijd werkt hij vijftig weken lang voor het tweewekelijks hoogtepunt: vakantie. Dan onthult hij weer zijn babygedaante (of, zo men wil, koloniale neigingen). Obers, werksters, badmeesters, toeristengidsen, portiers, hoteldokter, masseur, schoenpoetsers: zij werken allemaal voor zijn gerief. Oké, het kost geld. Maar dat heeft hij er graag voor over, alleen maar om in het centrum van het universum te staan. Of universum-

pje... Hij hoeft enkel op de '9' van het telefoontoestel te drukken en hij hoort het internationale toverwoord, uitgesproken met wisselend buitenlands accent: 'Roomservice.' Hij geniet. Behaagziek. Niet troetelbang. Want diep in zijn hart denkt hij, nee, weet hij: 'Het komt mij toe.' En om de periode tot de vakantie te overbruggen, gaat hij regelmatig naar een restaurant. Hij geniet dan vooral van het proeven van de wijn. Wat-ie thuis niet doet. Als-ie al wijn drinkt. De achteloze wenk naar een ober verschaft hem de diepe bevrediging van macht. 'Ober, in mijn soep doet een vlieg de rugslag.' Heimelijk geniet hij zelfs van die vlieg.

Voor de mens er erg in heeft, komt de ouderdom op kousenvoeten. Het vijfsterrenhotel is ingeruild voor een enkele woonkamer met het bed in de hoek. De bedrijvigheid op de gang doet hem denken aan het verleden.

Dan klinkt de bel, en hij schuifelt zijn rollator naar de voordeur. Er is altijd dat sprankje hoop, maar even zo vaak volgt de teleurstelling. Het is zijn zoon niet. Het is de maaltijd van tafeltje-dekje. Ook als hij er niet om vraagt, komt de maaltijd. Zelfs als hij geen eten wil, krijgt hij eten. De smaak doet hem soms denken aan heel vroeger. Was het niet Olvarit? Roomservice dwingt de mens af: als kind boort hij ouderliefde aan, als volwassene koopt hij die gewoon en als oudere is hij eraan overgeleverd. Waar hij altijd dacht dat het hem toekwam, overkomt het hem nu. Ongevraagd.

In al die levensfasen staat een huisarts de mens terzijde. Huisartsgeneeskunde is immers levensloopgeneeskunde. Maar in weerwil van de gangbare opinie vormen de medische taken niet de *core business* van het vak. Welnee. Alle diagnostiek, behandeling, preventie en voorlichting, inclusief troostende en opwekkende woorden, staan ten dienste van die ene immense behoefte van elke patiënt: verwend worden. Luxe verwacht de patiënt in de wachtkamer (dus liever glossy's dan *Arts & Auto*). Roomservice wenst hij in de spreekkamer, en zeker bij een huisbezoek. Wat de huisarts moet leveren, is verwengeneeskunde.

Afhankelijkheidscomplex

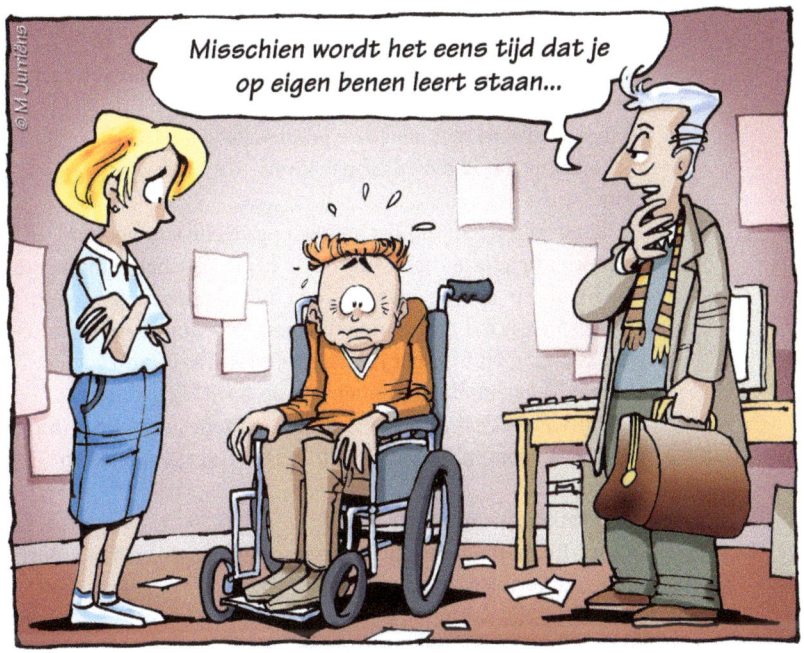

Als huisarts kom je nog eens ergens... Vroeger meer dan nu; toen met de fiets, nu met de dienstauto; destijds omdat ik zelf wilde, nu omdat de assistente mij eropuit stuurt. Maar huisbezoeken blijven intrigerend. Ik ben op weg naar Sandra 't Hart. Als jongvolwassene was zij beslist een mooie vrouw, maar de herinnering daaraan is in de loop der jaren aan het zicht onttrokken door zalfjes en crèmes. Zij is steeds zwijgzamer geworden, zeker nu ze al ruim vijf jaar zorgt voor haar invalide jongere broer. 'Het gaat niet meer...', had ze na enig aandringen de assistente fluisterend bekend.
'Kom binnen', zegt Sandra. Vrijwel meteen doet ze haar verhaal. 'Zes, zeven jaar? Hoe lang al? Het is te veel. Ik zit alsmaar thuis, te wachten totdat hij mij roept. Wat moet ik anders, ik kan hem toch moeilijk in de steek laten?' Ik vraag haar of er iets is veranderd de laatste tijd. 'Nee, volgens mij niet. Maar mijn reserves

zijn op. Híj zal er geen last van hebben: die zit lekker aan zijn computer, heeft een abonnement genomen op Canal Plus en kan nu de hele dag sport en films kijken. En maar om de haverklap om mij roepen! Dat-ie daar überhaupt tegen kan.'
'Tegen wat?'
'Mijn hemel, hij is volstrekt afhankelijk van mij! Dat kan toch niet goed zijn voor een mens?'
'Heb je er al eens met hem over gesproken?'
'Ik ben bang dat ik hem daarmee kwets. Hij heeft zo zijn eigen trots.'
De kamer van Job ligt in het achterste gedeelte van het huis, in de voormalige serre. 'Job', begroet ik hem. Vóór het auto-ongeval was hij al een vrolijke vent; nu, met dwarslaesie en gezeten in een rolstoel, is dat niet minder het geval. 'Ik amuseer mij kostelijk. Met mail en internet ligt de hele wereld aan mijn voeten. Ook ben ik een studie begonnen aan de Open Universiteit. Cultuurwetenschappen, dat leek mij zo intens praktisch onnuttig, dat het voor mij uiterst geschikt is. Verder gaat alles op rolletjes.'
'Het klinkt bijna te euforisch, Job...'
'Natuurlijk had ik zo mijn aanpassingsproblemen, maar ik durf mij toe te vertrouwen aan een ander. Dat was een belangrijke stap.'
'Je bedoelt dat je je afhankelijk maakte...?'
'Ja en nee. Natuurlijk ben ik aangewezen op de zorg en begeleiding van anderen. Maar afhankelijk? Niet echt. Trouwens, wat is daar mis mee? Het is maar net hoe je daarmee omgaat. Op elkaar aangewezen zijn, is de normaalste zaak van de wereld. Het gebeurt overal!' Hij aarzelt. 'Waar ik mij wel zorgen over maak, is mijn zus. Zij zit alsmaar te wachten totdat ik haar roep of bel. Weet je, ik denk wel eens dat ze zich helemaal van mij afhankelijk maakt. Dat kan niet goed zijn.'
Ik loop de kamer uit, maar Sandra is weg. Een boodschap doen, vermoed ik. Ik leg een briefje neer met de mededeling dat ik binnenkort terugkom om eens met z'n drieën te praten. Op naar de volgende patiënt. Terwijl ik het gaspedaal indruk, spartelt het woord afhankelijkheid door mijn hoofd. Job en Sandra... wie is hier afhankelijk van wie? En zijn zij beiden niet afhankelijk van mij? Althans soms? Net als ik van hen... Het lijkt wel een klassiek *ménage à trois*.

Laboratoriumverslaving

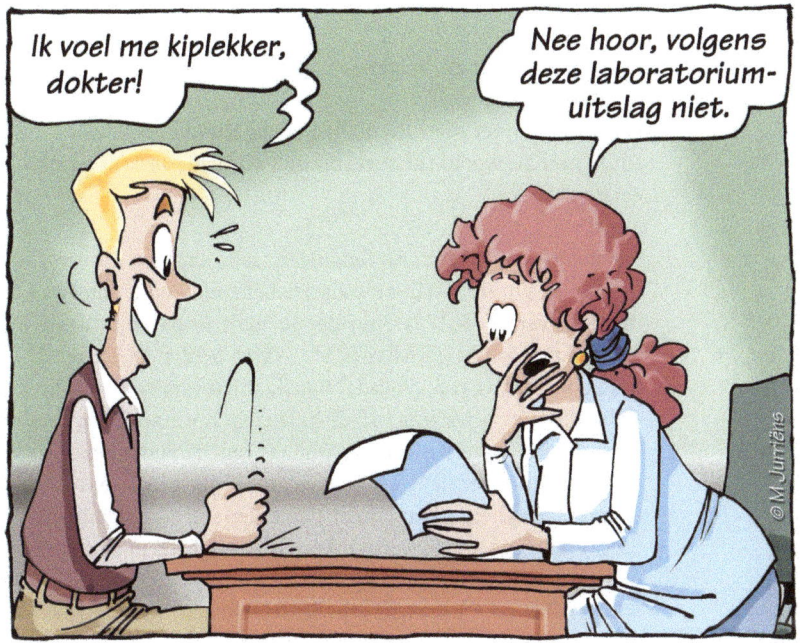

Een goede vriend van mij is al geruime tijd ziek. De loommakende vermoeidheid en regelmatige aanvallen van diarree resulteerden enkele jaren geleden in een diagnose: colitis ulcerosa. Een vervelend beeld, maar hulp was nabij. Eerst kreeg hij prednison, inclusief de bijbehorende opgeblazen kop. Maar uiteindelijk werd hij toch aan het mes geregen. Flarden darm verdwenen in een handomdraai en troostend werd postoperatief prognostisch goede hoop uitgesproken. Totdat een half jaar geleden deze hoop weer werd weggevaagd door de zekerheid van een recidief. Sindsdien is zijn innemende melancholie voorzien van een wat somberder randje.

Een ziekte lijkt soms een beetje op het leven zelf, met die raadselachtige golfbeweging van pieken en dalen. Waar een mens dat in zijn dagelijkse bestaan voor lief neemt, neemt die bereid-

heid tijdens ziekte merkwaardigerwijs af. Een regelmatig terugkerend verschijnsel – ook bij mijn vriend – tijdens de *werdegang* door het ziekteproces is de volgende, meestal telefonische dialoog:
- 'Hoe voel je je?'
- 'Ik weet het niet. Volgende week moet ik weer op controle.'
- 'Dat vroeg ik niet.'
- 'Echt. Ik weet niet. De uitslag is nog niet binnen.'

Dit laatste antwoord is natuurlijk een minieme variant op zijn eerste antwoord.

Iedere huisarts herkent dit fenomeen, zelfs degenen die een 'hier-is-de-pil-die-u-wil'-automatiek beheren. Een fenomeen dat mij blijft verbazen. Waarom volgt de mens als patiënt niet de gewone menselijke gevoelens door te antwoorden 'goed, redelijk of slecht'? Vanwaar die façade? Vanwaar dat verschuilen achter de hardhouten schutting van de kille laboratoriumuitslag? Want laten wij wel wezen. Mocht ik vandaag routinematig geprikt worden, dan zal er heus iets niet in orde blijken. Plotseling zou ik dan schildklierpatiënt zijn of misschien wel een latente diabeet. Trouwens, die bloedbezinking is iets dat wij in de gaten moeten houden...

Belangrijker nog: hoe exact zijn die bepalingen, vooral in de huisartsgeneeskunde, in het licht van de consequenties ervan? Dan blijkt alles uiterst relatief. Huisartsen en zeker patiënten zijn in de waan van de koorts van schijnexactheid van temp, Hb, RR enzovoorts. Wordt een mens gelukkiger van al die getallenweetjes? Natuurlijk niet. Levert het hem iets op? Nauwelijks. Persoonlijk zou ik dus niet lastig gevallen willen worden met cijfers en decimalen achter de komma. En dan zwijg ik nog maar even over meetfouten die inherent zijn aan alle apparatuur!

Natuurlijk, uitslagen bieden uiteindelijk houvast (hoe losjes ook!) en mogelijk troost. Op zich is daar helemaal niets mis mee. Huisartsgeneeskunde is per ultimo troostgeneeskunde. Toch is laboratoriumverslaving in mijn ogen een onderschat fenomeen. Al die apparatuur combineert de schijn van objectiviteit met de slagkracht van subjectiviteit.

Vreemdelingenlegioen

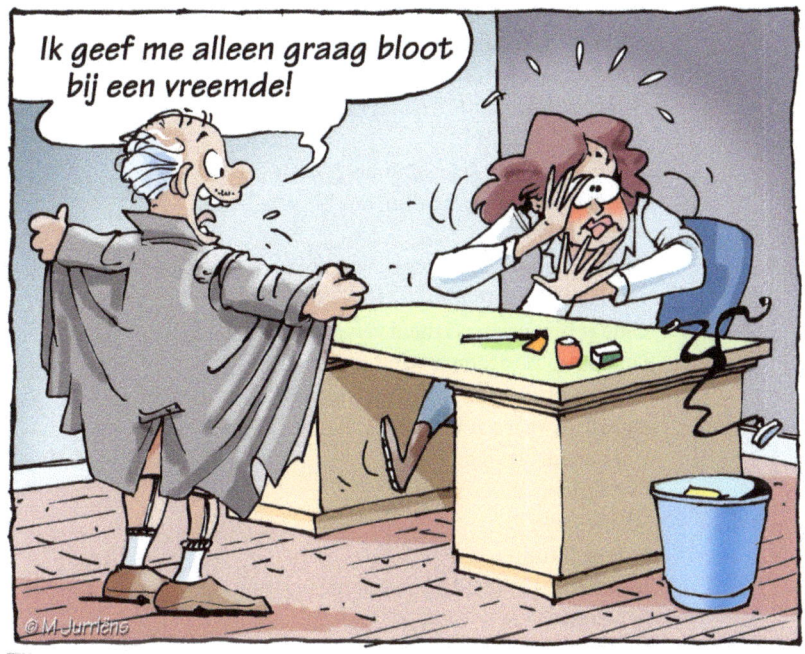

Intimiteit. En de grenzen ervan. Het blijft moeilijk. Als dokter dring je jezelf toch op in het intieme leven van je patiënt. Dat is algemeen geaccepteerd vanuit de erkenning 'dat het niet anders kan'. Maar soms is dat nog knap lastig. Vooral als het gaat om mensen die je heel goed kent.
Een voorbeeld uit eigen leven. Het is inmiddels al weer wat jaartjes geleden dat ik mijn vader bezocht aan, wat zou blijken, zijn laatste ziekenhuisbed. Eén scène staat me nog glashelder voor ogen. Hij is halfwakker. Routinematig sla ik de dekens even terug, om te zien of hij een katheter in heeft. Mag het? Ik ben toch dokter! Mijn vader is meteen klaarwakker, trekt de dekens snel terug om zich te verweren tegen mijn blikken. Eigenlijk, geef ik toe, vond ik het zelf ook ongepast. Althans, ik voelde me er niet gemakkelijk bij. Hoe anders reageerde mijn vader als een arts of verpleegkundige de dekens terugsloeg...

Waarom hangt de mens zo aan de troost van vreemden?
Waar ze tegen hun partner over zwijgen, pas bij het aanraken van de deurknop aarzelend over durven vertellen aan hun huisarts ('Trouwens, voor ik het vergeet, dokter, wat ik nog wilde vragen...') vertellen ze ronduit aan een vreemde in de trein, het vliegtuig of op vakantie.
Alsof het intieme delen met een bekende niet kan, niet wil of niet mag.
Alsof de intieme delen dan het blootst liggen.
Het is aan een vreemdeling ons bloot te leggen.
Waarom?
Omdat die niet doorvraagt, daar waar het pijnlijk wordt...?
Omdat onze intimiteiten voor hem hooguit voorbijgaand zijn?
Omdat hij onze naaktheid vervolgens afdekt door zijn vertrek?
Omdat hij veinst onze winden niet te ruiken?
Omdat hij begrijpend knikt, vooraleer wij zijn uitgesproken?
Omdat je weet dat hij terugkomt, al is het in de gedaante van een andere vreemde?
Misschien.
Vermoedelijk.
Waarschijnlijk?
Je partner, je kinderen, je familie bezitten een collectief geheugen.
Een geheugen dat niet aflaat.
Eenmaal naakt getoond, blijf je voor altijd naakt.
Waar je je kwetsbaarheid soms liever even aan het zicht onttrekt.
Waar je verlangt dat men soms even niet roert in je ziel.
Het is deze kwetsbaarheid die je doet verlangen naar een vreemde.
Al bestempel je hem natuurlijk niet zo.
Nee, zelfs je dierbaren noemen hem niet zo.
Nee, nee, wij zouden hem geen 'vreemde' durven noemen.
Voor ons is hij een 'professional'.

Bloosfactor

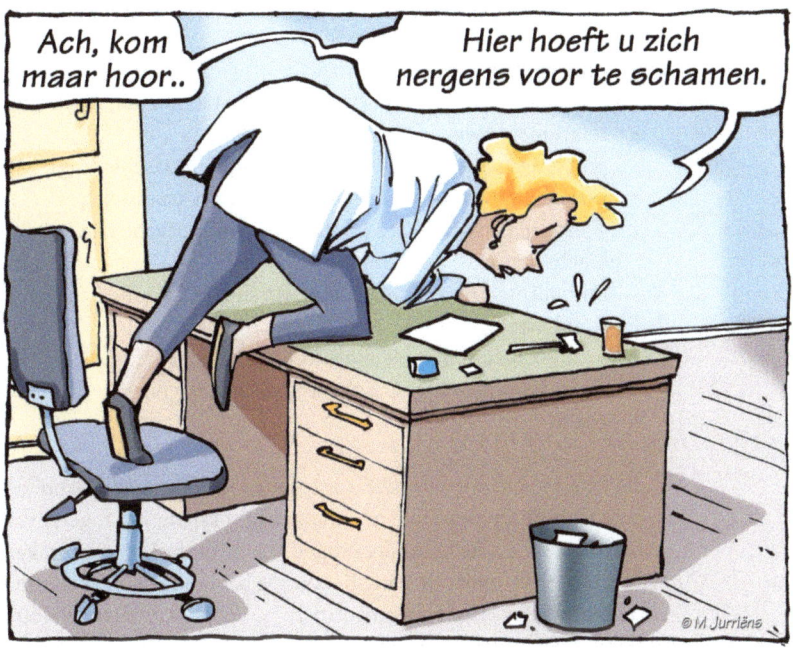

Tijdens een nascholingsavond dook uit het niets het begrip 'schaamte' op. Een verkwikkende ervaring: tussen de pap van de ratio stak fier de pollepel van emotie. Waarom krijgen emoties toch zo weinig aandacht in de opleiding en nascholing, terwijl de dagelijkse praktijk er toch mee wordt overspoeld? Waarover schamen mensen zich eigenlijk? En wat is de relatie tussen schaamte en ziekte? Zijn er kwalen waar men zich meer voor schaamt dan andere? Ziekte en schaamte lijken nauw met elkaar verbonden, voor de patiënt zelf maar ook voor degenen die hem omringen. Niemand zou dus beter moeten weten waarvoor mensen zich schamen dan de huisarts, de superspecialist in alledaagse sores. Die bewuste avond had ik een mooie onderzoeksgroep met collega's bij de hand. Tijd voor een mondelinge enquête bij – ik geef het toe – een wijntje en biertje. 'Mensen kunnen zich voor dingen schamen waar een "normaal mens" niet over zou prakkiseren', aldus een

ervaren collega. Een jonge-hond-collega formuleerde het in deftiger termen: 'Het is een caleidoscoop zonder frequentieverdeling.' Hij vermoedt dat om die reden een empirisch proefschrift ontbreekt. Uit alle antwoorden heb ik wat elementen kunnen groeperen, zonder daarbij een rangorde te geven:
- huidziekten (eczeem, psoriasis);
- uiterlijk (flaporen, formaat penis, formaat borsten, dik/dun);
- relationele kwesties (inclusief overspel);
- problemen met geslachtsorganen (vaginale afscheiding);
- seksuele problemen (afnemend libido, aseksualiteit);
- geestelijke afwijkingen (zwakzinnigheid, psychische klachten);
- immobiliteit/handicaps (aangewezen zijn op een wandelstok);
- sociale omstandigheden (armoede, werkloosheid);
- varia (blozen, schoonmaakdrang, lichaamsgeur);
- angst.

De uitslag verbaast mij niet. Gevoelens van schaamte duiken vooral op bij intieme zaken. Afnemende seksuele verlangens en vermogens, alsmede aandoeningen van de geslachtsdelen, raken ons letterlijk 'onder de gordel'. Hiertoe behoren ook heel gewone ouderdomskwaaltjes als incontinentie. Vooral wanneer voor dit ongewilde urineverlies een luier nodig is, voelen mensen zich beschaamd, vanuit het idee dat ze terugkeren tot de kinderjaren. Onzindelijkheid vinden we vreselijk.
Over één punt waren al mijn collega's het eens: de schaamte voor de angst. De schaamte over iets wat uiteindelijk 'niets' blijkt te zijn. Een bobbeltje zorgt voor ongelooflijke paniek en de dokter ziet met één trefzekere blik dat het niets is. Schaamte over de onterechte angst overheerst dan soms zelfs de opluchting. 'Angst is niet *cool*', zei iemand.
De nascholing is nu al weer enkele weken achter de rug. Wat beklijft? Niet de inhoud, merk ik, maar onze heerlijke babbel over schaamte (en andere emoties). Op basis van deze ervaring pleit ik voor een herwaardering van emoties zoals die in onze spreekkamers oplaaien. De wetenschap liet emoties links liggen, de huisarts is er niet in geschoold, maar de patiënt worstelt er vreselijk mee.
Naast thermometer en bloeddrukmeter, mag een schaamtemeter in de moderne praktijkvoering niet langer ontbreken. Laten we met z'n allen op zoek gaan naar de bloosfactor!

Geneeskunstenaar

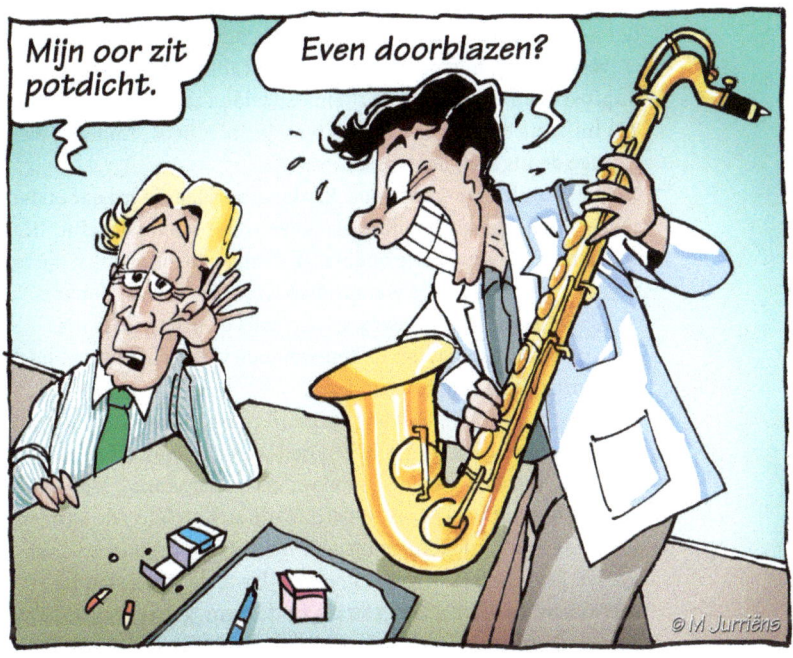

In een vorig leven ontmoette ik Richard Smith, de wat bonkige, in houtvestershirt geklede hoofdredacteur van het BMJ. Een scherp denker die nimmer verlegen zit om een krachtige opinie. In zijn rubriek 'Editor's Choice' stelde Smith op 19 juni 2004 de vraag: 'Zijn artsen wetenschappers?' Het antwoord zal een Smith-watcher niet verbazen. In de openingszinnen klinkt al tromgeroffel:

'Some doctors are scientists (...) but most are not. As medical students they were filled full with information on biochemistry, anatomy, physiology, and other sciences, but information does not a scientist make – otherwise, you could become a scientist by watching the Discovery channel. A scientist is somebody who constantly questions, generates falsifiable hypotheses, and collects data from well designed experiments – the kind of people who brush their teeth on only one side of their mouth to see whether brushing your teeth has any benefit.

Most doctors follow familiar patterns and rules, often improvising around those rules. In their methods of working they are more like jazz musicians than scientists.'

Ik moest erg lachen om deze passage. En diep in mijn hart ben ik het met hem eens. Ik voel mij ook geen heuse 'wetenschapper'. De vergelijking met een jazzmusicus bevalt mij bovendien. Improviseren rond bekende thema's; zelden zag ik het werk van een huisarts beter getypeerd. Ik was dus niet boos. Anderen wel, getuige de ingezonden brieven.

Nieuw is Smiths mening niet. Eerder al verklaarde hij dat onderzoekers in de geneeskunde veelal geen wetenschappers zijn: 'Het zijn artsen die een beetje onderzoek doen om de graad van doctor te verkrijgen. Medische wetenschap wordt bedreven door amateurs. En dat leidt tot veel ruis.'. En zelfs de discussie is niet nieuw, want het gaat om de eeuwenoude vraag of geneeskunde een 'kunst' is of een 'wetenschap'.

Ik las het stukje van Smith bijna gelijktijdig met een artikel van Geert Bremer in H&W, die in een oud woordenboek op de omschrijving van 'geneeskunde' versus 'geneeskunst' stuitte. Het eerste staat voor 'de wetenschap die zich richt op de aard en de oorzaken van ziekten en op de middelen die te genezen'; het tweede heeft betrekking op 'de praktijk van de geneeskunde'. Vervolgens maakt hij zich sterk voor de term 'geneeskunde'. Dat is een conclusie via een haarspeldbocht, want indachtig de praktische traditie van ons vak – het toepassen van geneeskundige kennis op de algemene bevolking – ligt een pleidooi voor 'geneeskunst' veel meer voor de hand. Bremer toont zich in zijn stuk dus impliciet een aanhanger van de gedachte dat een arts een wetenschapper is. Of zou moeten willen zijn. Dat mag, hoor, maar ik plaats vraagtekens bij mensen die de troost Ik-Ben-Een-Wetenschapper nodig hebben om hun beroepsmatig leven zin te geven. Wat is er mis met geneeskunst? Of met de combinatie van geneeskunde (opleiding) en geneeskunst (praktische toepassing)? Niks!

Ik haal mijn sax uit het foedraal: vanavond treed ik namelijk weer op met mijn jazzcombo. Voor het eerst in mijn carrière zullen mijn gedachten dan afdwalen naar het BMJ...

In den beginne was het woord...

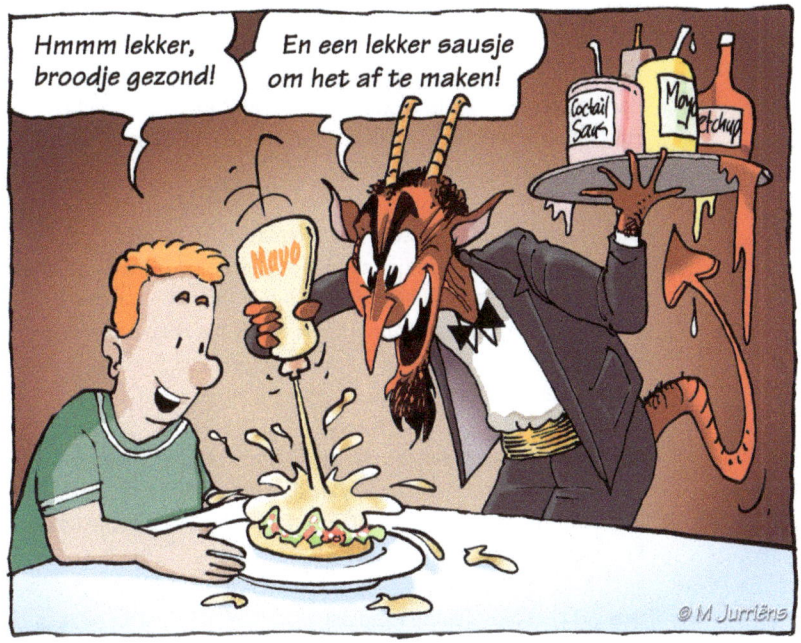

En God schiep de hemel en de aarde en beplantte de aarde met broccoli en worteltjes en spinazie, en allerlei groene, gele en rode groenten, opdat man en vrouw lang en gezond zouden leven. Toen, gebruikmakend van Gods goede gaven, schiep Satan Italiaanse ijssalons en Ben & Jerry's. En Satan vroeg: 'Wilt u daarbij een chocolade topping?' En de man zei: 'Ja graag!' En de vrouw zei: 'Doet u voor mij ook maar met nootjes!' En ze kwamen vijf kilo aan.

En God maakte gezonde yoghurt, opdat de mens zijn welgevormde figuur mocht behouden. En Satan schiep wit meel uit tarwe, en suiker uit riet, en combineerde deze twee ingrediënten met roomboter tot koekjes en cakejes en taart. En de mens moest een maatje groter gaan dragen.

Dus zei de Heer: 'Eet mijn verse, groene sla!' En Satan vond de kant-en-klare saladedressing uit, de uitgebakken spekjes en de in olie gebakken knoflookcroutons. En de mens deed zijn buikriem een gaatje losser.

God zei: 'Ik heb u gezonde olijfolie gegeven om uw magere producten en groenten in te kunnen wokken.' En Satan zond frituurvet en kroketten en frikadellen. En het cholesterol van de mens rees de pan uit.

God schiep toen de gymschoenen, opdat Zijn kinderen door beweging een paar pondjes zouden verliezen. En Satan gaf kabeltelevisie met afstandsbediening opdat de mens geen moeite hoefde te doen om van kanaal te wisselen. En man en vrouw lachten en huilden voor de blauwflikkerende buis, aten pinda's en dronken cola daarbij, en ze verzamelden pondjes.

God zond de aardappel, van nature vetarm en overlopend van voedingswaarde. En Satan schilde de aardappel, sneed deze in flinterdunne schijfjes en vierkante staafjes, en frituurde deze. En de mens werd nog wat dikker.

Dus gaf God het magere rundvlees, opdat de mens zijn eetlust kon bevredigen en toch minder calorieën zou binnenkrijgen. En Satan richtte McDonalds op met zijn dubbele cheeseburger en de McBacon. En Satan vroeg: 'Wilt u daar frietjes bij?' En de mens zei 'Ja! Een extra grote portie met mayonaise, alstublieft!'

En de mens kreeg een hartinfarct.

God zuchtte, en bedacht de viervoudige bypassoperatie.
En Satan schiep de wachtlijst...

Vertaald uit het Amerikaans en toegespitst op de Nederlandse situatie (AS)

Bultenaars

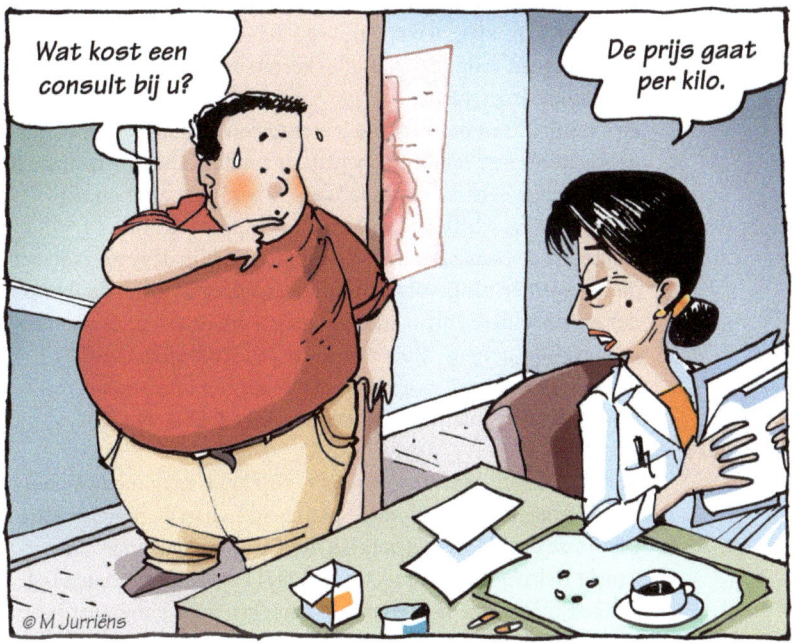

Als kind hoorde ik nog wel eens de sarrende opmerking: 'eigen schuld, dikke bult'. De uitdrukking is al jaren niet meer gangbaar: kinderen ontwikkelen zich, taal ontwikkelt zich. Toch is er één plaatsje in Nederland waar die uitdrukking nog wel wordt gebezigd: het ministerie van VWS. In zijn algemeenheid wijst het ministerie op mensen met een ongewone leefwijze die hun 'eigen verantwoordelijkheid' onvoldoende onderkennen. Zo doemde midden 2004 een venijnige variant van deze stelling op: de plannen om mensen die geen gebruikmaken van de gezondheidszorg een korting te geven op hun ziektekostenpremie. Een moralistisch en dom standpunt. En dat is een fatale combinatie. Ik wil dit uitleggen.

Mijn praktijk bevindt zich toevallig niet in Bloemendaal, Vught of Aerdenhout. Dus veel kortingkrijgers verwacht ik niet onder mijn rokers, drinkers, niet-bewegers en snackadepten. Als voor hen zou gelden dat die bult hun eigen schuld zou zijn, dan zou dat betekenen dat hun leefwijze hun eigen, zelfstandige en weloverwogen beslissing is geweest, met inachtneming van de statistische kans op risico's. Vanwege die redenering moeten zij maar meteen voor de (liefst alle) kosten opdraaien. In hoeverre is die redenering terecht?

Het venijn zit in het woordje 'verantwoordelijkheid'. Dit wordt gebracht als een eenduidig begrip, maar dat is het allerminst. Ik heb hierover eens zitten nadenken. Mij dunkt dat er op zijn minst drie verschillende verantwoordelijkheden zijn.

Allereerst de *causale* verantwoordelijkheid. Zijn deze mensen echt ziek geworden als gevolg van hun leefgedrag of is het denkbaar dat er ook andere oorzaken zijn, zoals – om eens wat te noemen – een erfelijke aanleg? Moet een roker zónder belaste familieanamnese wel worden gestraft? En moet een roker mét een belaste familieanamnese misschien zelfs dubbel worden gestraft?

Dan is er de *attributieve* verantwoordelijkheid: mag men een ongezond leefgedrag wel helemaal toeschrijven aan de mensen zelf? Of zijn ze onvoldoende voorgelicht of zich onvoldoende bewust van de risico's? En wat moeten wij met verslaafden? In de visie van het ministerie is er voor hen maar één oplossing: abstineren! Tot slot is er de *substantiële* verantwoordelijkheid die ingaat op de vraag in welke mate deze mensen zelf alles moeten betalen. Hiertegen hebben GroenLinks en SP zich al in ruime mate verzet. Volgens mij zijn dit drie heel verschillende kwesties die ieder voor zich ook nog eens niet zo eenvoudig te beantwoorden zijn. De overheid denkt daar anders over. Die wenst de nuanceringen niet te zien. Verantwoordelijkheid is verantwoordelijkheid. Punt uit.

Daarmee komt, niet voor het eerst, het werkelijke dilemma in handen van de eerstelijnszorg. Huisartsen moeten zich er echter ten volle van bewust blijven dat verantwoordelijkheid geen zwart of wit begrip is. En ook het praktijkpersoneel moet hiervan doordrongen blijven, want onzedelijk denken is besmettelijk. Gelukkig is de meest onzedelijke vraag – de derde – niet ons pakkie-an. Die laten wij over aan de overheidsbultenaars in Den Haag.

Maar met een ongerust geweten...

Over gewicht

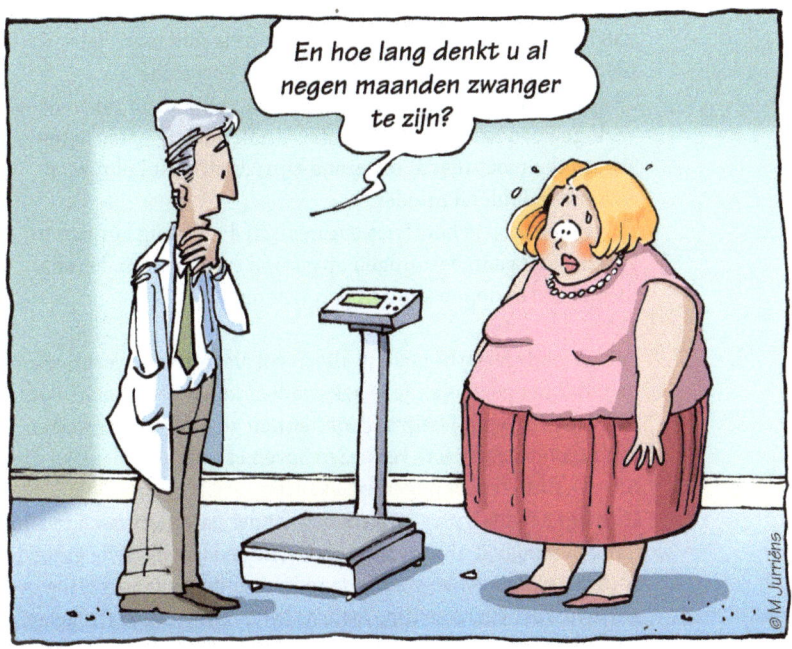

Stiekem dik zijn is lastig. Het dikke lijf is namelijk een 'openbaar' lichaam. Toch geeft dat lichaam ook niet meteen alle geheimen prijs. Sommige vrouwen zijn zo dik dat je óf niet kunt zien dat ze zwanger zijn, óf juist denkt dat ze zwanger zijn terwijl ze het niet zijn. En soms zijn ze zo dik omdat het niet lukt om zwanger te worden. In alle gevallen pijnlijk.

Overgewicht en obesitas zijn in de VS al langer een groot probleem en ook in Nederland neemt het aantal zwaarlijvige mensen snel toe. De consequenties: meer hart- en vaatziekten, gewrichtsproblemen, diabetes en problemen wat betreft de kwaliteit van leven. Er wordt van alles bedacht om de epidemie te keren. Moeilijk, omdat overgewicht te maken heeft met een veelheid van factoren. Eetgewoonten en gebrek aan beweging door televisie en computer. We weten het wel, maar weten is

niet hetzelfde als veranderen. Een van de voorgestelde maatregelen is een 'junkfoodtax' op ongezond eten. Geen goed idee, denk ik. Immers, het is de vraag of het helpt. Wie een lijst maakt van wat dan belast zou moeten worden, loopt tegen het probleem aan dat sommige voedingsproducten –mits met mate gebruikt – niet echt ongezond zijn. Het gaat om de hoeveelheid.
De echte zemel- en linzeneter heeft vast gelijk maar mist ook wel veel, gewoon aan genieten en aan – indien nodig – troosteten. Troosteten moet niet al te gezond zijn; dan troost het niet, of althans beduidend minder.
Bovendien loop je het risico dat mensen die weinig kunnen uitgeven, juist gaan bezuinigen op gezond eten om zich de junkfoodlekkernij nog te kunnen permitteren.

Een gezonde leefstijl houd je alleen vol als je ervan overtuigd bent dat het goed is en je je ook daadwerkelijk beter voelt. Daar moet je mensen bij helpen door het hen gemakkelijk te maken een gezonde leefstijl te verkiezen boven een ongezonde; niet door hen te straffen voor ongezonde keuzen.
Hier ligt een taak voor huisartsen, zonder paternalistisch te zijn (lang beschouwd als een soort moderne doodzonde in de gezondheidszorg, maar weer zachtjesaan in opkomst). Voorlichting over gewicht kost schaarse tijd, maar is beter dan strafmaatregelen die ingrijpen op leefstijl en privacy.
Dik zijn is een vorm van mateloosheid in een wereld op maat. Maar de maatvoering verandert steeds...

Pleepapier

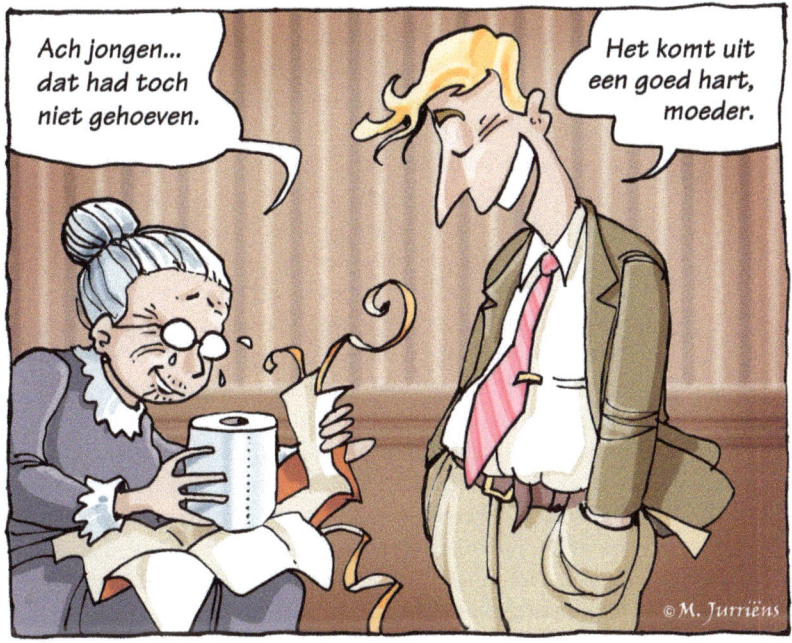

Bezuinigen in de gezondheidszorg moet sinds mensenheugenis. Even zo lang lukt het niet. Wat te doen? Verplaatsen die zorg!, zegt de overheid. Niks dokters- en verpleeghulp... mantelzorg! Laat de kinderen het maar opknappen! Zo ontstond de gedachte dat kinderen moesten sparen voor de rollator van hun ouders. Wat je met het kreng moet doen als je ouders eerder dood gaan of gewoon goed ter been blijven, werd er niet bij verteld... Om maar eens wat te noemen.
De ene gedachte roept de andere op. Zo meldden de GPD-bladen een aantal jaren geleden – op de voorpagina – een briljant idee van de directie van een verzorgingstehuis in mijn omgeving:

Betalen voor toiletpapier in bejaardenhuis
De ongeveer zeventig bewoners van verzorgingstehuis Zonnestraal[1] moeten voortaan zelf voor hun toiletpapier zorgen.

In het kader van een bezuinigingsronde heeft de directie in overleg met de cliëntenraad van de instelling besloten de gratis verstrekking van toiletpapier te schrappen. Daar staat tegenover dat de zorg zeven dagen per week, 24 uur per dag optimaal blijft. J. Kramer[1] van de raad van bestuur uit Zorggroep Cirkel, waar Zonnestraal deel van uitmaakt, heeft dit gisteren gezegd. Volgens hem zijn bezuinigingen noodzakelijk omdat er steeds minder geld beschikbaar komt via de AWBZ. 'Er is nadrukkelijk niet gekozen voor een zogenoemde pyjamadag, een vaste toiletronde of het verstrekken van twee in plaats van drie maaltijden per dag', aldus Kramer. ANP[1]

Dit krantenbericht riep vragen op. Waarom bijvoorbeeld richt de bezuiniging zich op de intieme delen van de cliënt? Deze bezuiniging raakt daarmee letterlijk onder de gordel. Daarnaast valt de argumentering van de directie op. Het is pure retorica; zelfs een dreigement! Want als dit niet doorgaat, komt er een pyjamadag (ook voor de verpleging?), een toiletronde (men ziet de kudde oudjes, deels incontinent, wachten voor het plas- en poephok, terwijl de sloffen langzaam doordrenkt raken) of het schrappen van een maaltijd.

De vraag dient zich aan hoeveel er nu eigenlijk valt te besparen. Uitgaande van de veelgebruikende pleepapierconsument (zeg maar de rollenjunk), veronderstellen wij dat een cliënt er in drie dagen een rol papier doorheen jaagt. Per jaar zijn dat 120 rollen. Voor zeventig cliënten maakt dit 8.400 rollen. Bij C1000 kosten vier rollen (drielaags, de kont mag wat luxe zachtheid hebben) € 1,29. De totale kostenpost bedraagt dus € 2.772,-, oftewel € 396,- per cliënt. Voor iets meer dan dertig euro per maand kopen kinderen zo dus hun intieme schuld af. Zelfs voor een enig kind is dat zeer betaalbaar! En bij meer kinderen wordt het zelfs een peulenschil. Geen wonder dat de cliëntenraad akkoord ging. Terugkerend naar de argumenten voor de beslissing, valt het oog weer op die andere optie. Een maaltijd schrappen. Blijkbaar levert dat ongeveer eenzelfde besparing op. Inmiddels zijn wij in staat te berekenen wat een maaltijd kost in het verzorgingstehuis, namelijk 2.772 gedeeld door 70 (het aantal cliënten), gedeeld door 365 (het aantal dagen) is 11 eurocent. Eindelijk begrijp ik het... Van de maaltijden in Zonnestraal raken de cliënten aan de diarree!

---

1 Het citaat is letterlijk overgenomen uit de GPD-bladen; de namen zijn echter veranderd.

Spelleiders

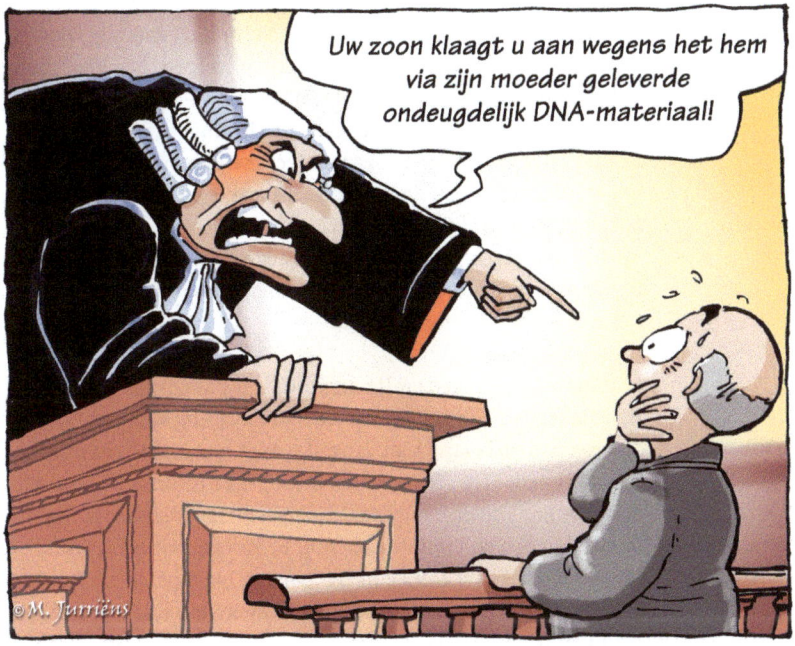

Soms is het makkelijk... De zwetende, rochelende, kuchende en vermoeide najaarspatiënt heeft voor de huisarts een griepje. Laboratoriumdiagnostiek is overbodig. Toch is de huisarts sluipenderwijs alsmaar meer afhankelijk geworden van aanvullend labonderzoek. En binnen een paar jaar krijgt die aanvullende diagnostiek een geheel nieuw gezicht met een nog grotere voorspellende waarde: via DNA-diagnostiek. Ons hele beeld van wat 'ziekte' is, gaat verschuiven door de toenemende kennis van de genetische en biochemische achtergronden van ziekten. Het risico krijgt dan een centrale plaats: ziek is niet alleen iemand bij wie een ziekte zich daadwerkelijk openbaart, maar ook een overigens gezonde persoon met een genetische aanleg voor een aandoening. Is de eerste en aloude stelling ('iemand is pas ziek als dat is aangetoond') niet de bakermat van ons beroep? Ik voorspel een volledige herdefiniëring van het vak huisartsgeneeskunde.

Bijgevolg doemen nieuwe vragen op met betrekking tot de respectievelijke verantwoordelijkheden van arts en patiënt. Stel dat bekend is dat een patiënt een polymorfisme draagt dat bij gebruik van een bepaald geneesmiddel serieuze bijwerkingen waarschijnlijk maakt, mag zijn arts dat middel dan nog voorschrijven? En wat te doen als een patiënt weigert zich genetisch te laten testen – terwijl dat wel van belang is – uit angst voor een hogere verzekeringspremie of zelfs uitsluiting, of uit angst dat de test zal uitwijzen dat er geen effectieve behandeling is of dat er gerede kans op een andere erfelijke ziekte bestaat? Heeft zo'n patiënt een recht op niet-weten? En wie is verantwoordelijk als op die basis een behandeling wordt begonnen en het gaat fout? Is dat de arts, de patiënt zelf, of misschien zelfs de apotheker die het middel heeft verstrekt?

Wat menigeen volgens mij onderschat, is dat ook de traditionele familiebanden een geheel andere morele lading krijgen. Het spreekt namelijk lang niet vanzelf wat er met onderzoeksresultaten moet gebeuren. Die kunnen belangrijke informatie bevatten over hoe iemand op een bepaald geneesmiddel reageert, maar misschien ook op sommige andere. Er kan als bijproduct zelfs uit blijken dat iemand aanleg heeft voor een ingrijpende ziekte met een erfelijke component die niet het onderwerp was van het oorspronkelijk aangevraagde onderzoek. Moeten patiënten over al die dingen geïnformeerd worden en, zo ja, hoe? En wie beslist daarover? Nog een stap verder: het is in beginsel zelfs mogelijk dat het onderzoek kennis oplevert die voor bloedverwanten van de proefpersoon relevant is, zoals hún risico op bepaalde erfelijke ziekten. Kun je een proefpersoon met die kennis opzadelen? Kun je het zomaar geheimhouden? Of moeten bloedverwanten misschien zelfs óók toestemming geven voor iemands deelname aan onderzoek waarbij naar het DNA gekeken wordt?

Het traditionele verjaardagsfeest zal nooit meer hetzelfde zijn, vermoed ik. Niet achteloos of overbezorgd meer keuvelen over de kwaaltjes die ieder heeft opgelopen. Nee, er zal een druk verkeer van genetische paspoorten ontstaan. De markt ligt open voor een DNA-kwartetspel voor de hele familie, met de gezinsarts als spelleider.

Therapiegeloof

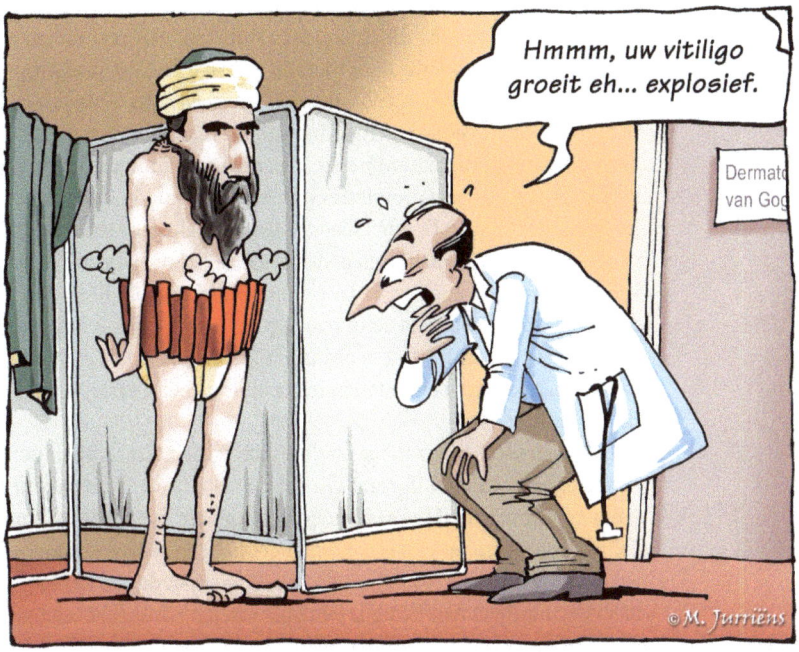

Het gevaar van fundamentalistische extremisten voor onze maatschappij is niet weg te denken uit het dagelijkse nieuws. Hetzelfde geldt voor nut en onnut van het volgen van een inburgeringcursus. Maar waar ik nog niets over heb gelezen, is de bedreiging die extremisten ook vormen voor de gezondheidszorg. En dan vooral voor de positie van de huisarts. Ik heb het over twee fundamentalistische groeperingen in de samenleving die allebei goed zijn ingeburgerd. De eerste is een meerderheidsgroepering (patiënten), de tweede een minderheidsbeweging (specialisten). Laat ik de patiënten nog een maandje rust geven, en hier alleen het specialistische gedachtegoed toelichten. Voor alle duidelijkheid: het gaat om een N=1-studie. In het nabije ziekenhuis huist een dermatoloog die – binnen zijn al zo risicoloze vakgebied – een speciale hobby voor vitiligo ontwikkelde. Vitiligo is een pigmentstoornis resulterend in witte plekken op het lichaam; meestal slechts enkele plekken, soms zich manifesterend in een uitgebreidere vorm. Van heinde en verre wil hij patiënten lokken naar zijn loket, om hen bloot te stellen aan de zegeningen van de diverse therapeutische mogelijkheden: corticosteroïden, lichttherapie, een combinatietherapie of transplantatie. Op een huisartsen-ontmoetingsdag van het ziekenhuis (iedere collega zou dit ritueel toch minstens één keer moeten bezoeken...) presenteerde deze therapiegelovige de 'wetenschappelijke stand van zaken'. Wat bleek, voor wie goed oplette? De kwaliteit van studies over de behandeling van vitiligo is, zonder uitzondering, matig. Een RCT ontbreekt. De succespercentages zijn matig tot gering. Als er remissie optreedt, dan is onduidelijk hoe lang deze aanhoudt. Ik concludeerde dus ter plekke: er valt vrij weinig te doen aan vitiligo en de behandelingsresultaten zijn op korte termijn mager en op de lange duur onbekend. En ik zei dat ook. Oom specialist hield echter vol dat er 'iets' te doen is aan vitiligo. Letterlijk zei hij: 'Het is mijns inziens ongeoorloofd om een patiëntengroep van behandeling uit te sluiten.' Van verbijstering raakte ik op stoom.

Onder 'patiënten' versta ik mensen die zich bij de huisarts en de dermatoloog melden; voorafgaand aan dat moment is niemand patiënt. Welnu, geen van de aldus gedefinieerde patiënten wordt van behandeling uitgesloten! Advies is ook behandeling. Een groot deel van het werk van de huisarts bestaat uit het overtuigen van de patiënt dat medisch ingrijpen niet nodig is (omwille van het natuurlijk beloop, de disbalans tussen therapie en opbrengst enzovoort). Elke behandeling, anders dan advies, behelst potentiële risico's. Daarenboven: onnodige medicalisering mag geen bijwerking zijn van geneeskundig handelen. De dermatoloog die erin slaagt een patiënt ervan te overtuigen dat deze goed kan leven met zijn (geringe) laesies, is een goede dermatoloog. De vitiligo-patiënt die ervan overtuigd kan worden dat hij de aandoening maar beter kan accepteren dan eraan te gaan sleutelen, is veel beter af dan de smeerder en de bestraalde. De eerste is een mens, de tweede een patiënt. Dermatologen die liefst elke patiënt zouden willen behandelen zijn hobbyisten met onvoldoende oog voor het kernpunt van geneeskunde: niet schaden of nodeloos belasten. Weinig mensen met vitiligo kiezen voor de gang naar een dokter. Weinig dermatologen voelen voor behandeling. Huisartsen zien vitiligo als 'kleine kwaal'. Gelukkig maar. Maar 'mijn' dermatoloog is geen eenling. Hij is een representant van een groep specialisten die het geloof in therapiemogelijkheden almaar aanwakkert, in de moskee van hun spreekkamer. Wat te doen? Hoogervorst bellen? Of toch maar meteen Remkes?

Supportersgeweld

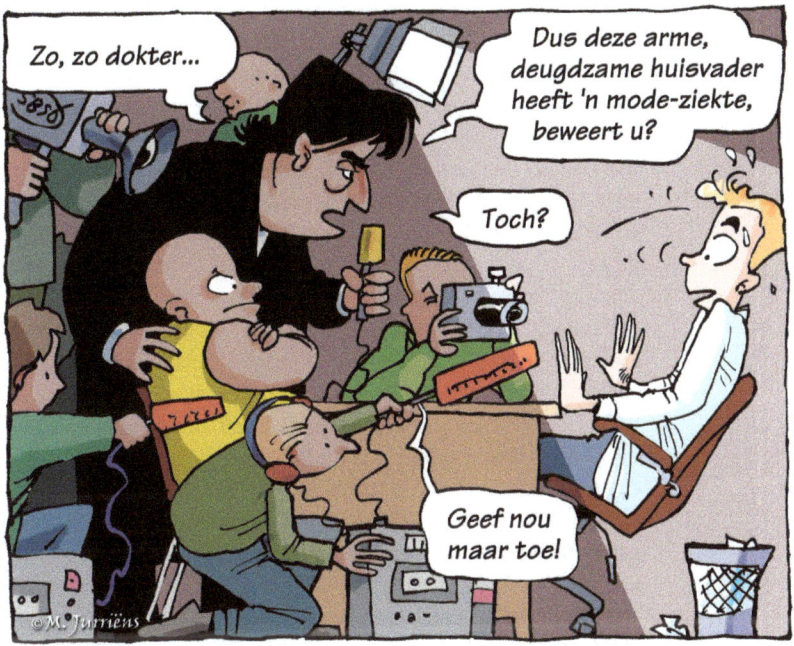

Vorige maand betoogde ik dat de positie van de huisarts bedreigd wordt door twee fundamentalistische groepen in de samenleving die allebei goed zijn ingeburgerd... De minderheidsbeweging (specialisten) kwam toen aan de orde; nu richt ik mijn vizier op een meerderheidsgroepering (patiënten).

In de kern is huisartsgeneeskunde een één-op-één-confrontatie met een patiënt. U weet, ik weet: een makkie. Setting, opleiding, kennis, status, alles spreekt in 'ons' voordeel. Dat mag echter geen reden zijn om behaaglijk achterover te leunen in de *chaise longue*, want in de onderstroom zijn immense krachten aan het werk. Daar gaan patiënten zich verzamelen in verenigingen. Als dat enkel draait om het vergaren of uitwisselen van informatie, prima. Maar patiëntenverenigingen kunnen zich ook ontpoppen als heuse supportersverenigingen, inclusief een F-side, en inclusief alle agressie die erbij hoort.

Een paar maanden kwam dit weer eens duidelijk over het voetlicht. De Groningse hoogleraar Bram Buunk publiceerde in 2004 op zijn website (mag-ie alsjeblieft?) een column over ME, fibromyalgie en whiplash. Hij noemde dit 'mode-ziekten' en stelde dat via een placebo-operatie het aantal patiënten drastisch kon worden teruggebracht. Die column schoot een patiënt in het verkeerde en vermoeide keelgat, waarna deze een kettingreactie ontlokte. Zoals het heuse supporters betaamt, zonden zij Buunk in *no time* de ene *hate-mail* na de andere. Zoveel, dat Buunk de column van zijn webpagina verwijderde.

Dat was natuurlijk nieuws en kranten en televisieprogramma's gingen zich interesseren voor het onderwerp. Journalisten willen dolgraag de actualiteit volgen, maar zoals zo vaak zweepten ze het item alleen maar verder op. Buunk verscheen, grijnslachend, in de arena van Hanneke Groenteman, bij wie de tribunes volzaten met supporters. Daarna luwde het geheel. Op het eerste gezicht.

Want het gekanker gaat door, op de tientallen en misschien wel honderden sites. Zoals op www.allesoverfibromyalgie.com. Een citaat naar aanleiding van de televisie-uitzending:

'Waarom zijn het altijd de negatieve berichtgevingen die wel de media halen??? Hoeveel patiënten willen er niet dolgraag werken? De meeste toch! Maar nee, wij staan te boek als mensen die niet willen werken en suggereren wij dat we een aandoening hebben. Wij zijn maar al te graag lui en liggen maar al te graag in bed. Grapje natuurlijk!!!! De meeste onder ons waren voorheen hardwerkende en zeer gemotiveerde mensen. Toen kregen wij van alles en nog wat. Na jaren tobben wordt er dan eindelijk een aandoening vastgesteld. Alsof we daar op zaten te wachten. Maar hoera jongens, we hebben FM, ME of Whiplash!!!! We mogen ons scharen bij de chronisch zieken!!!!! (...) Volgens mij gaat het echt tijd worden voor demonstraties. WIJ WILLEN GERECHTIGHEID!!! Maar ja, met die vermoeidheidsverschijnselen en pijn reis je niet even naar De Dam!!'

Wie een tekst ziet met zoveel vraagtekens en uitroeptekens weet: hier is verontwaardiging en agressie in het spel. En dan is er plotseling verdomd weinig verschil tussen de harde kern van de Ajax-supporters of een opgefokte patiëntenvereniging. De remedie is trouwens dezelfde: stuur de ME erop af! Met de wapenstok!!!

Bezweringsritueel

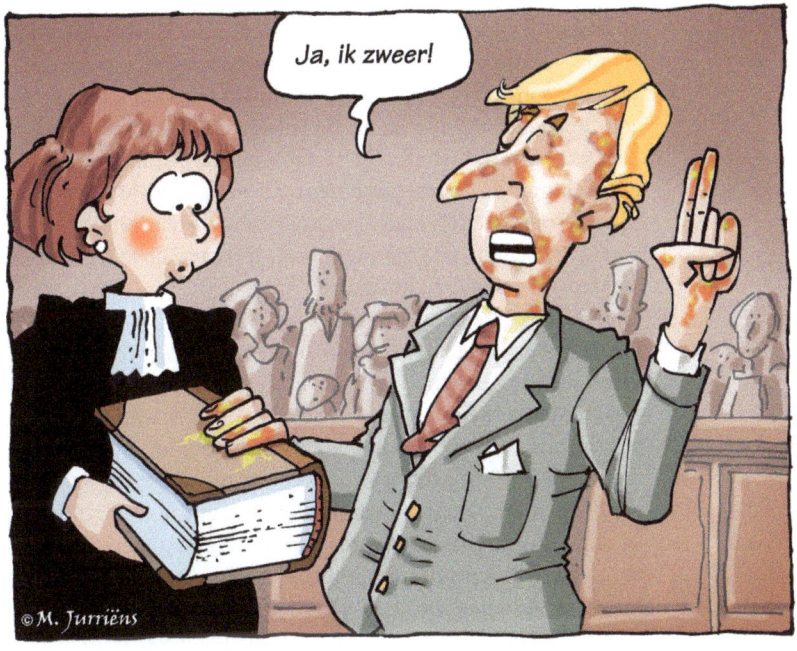

Je ziet het veel in televisieseries: met de hand op de Bijbel belooft iemand deftig 'to speak the truth, the whole truth and nothing but the truth, so help me God'. Deze waarheidsgelofte draagt altijd een beetje suspense in zich. Want de *good guys* doen het zeker en de *bad guys* slechts zelden. Maar er zijn ook nog tussengevallen, die bijvoorbeeld in een loyaliteitsconflict verkeren. In zijn plechtstatigheid heeft zo'n scène, in mijn ogen, steevast ook iets kolderieks. Alleen al omdat het spreken van de waarheid blijkbaar zo eenvoudig nog niet is (want waarom zou anders 'hulp van boven' nodig zijn...?). Wat ik echter was vergeten, is dat ikzelf ook een 'eed' heb afgelegd. De eed van Hippocrates, bij het behalen van het artsexamen. Een gelofte gebaseerd op de Thorbecke-wet uit 1878, die statig werd voorgelezen door de met de plechtigheid belaste hoogleraar. Er moeten nog foto's van zijn in een van de vele schoenendozen op zolder. Nu schijnt er sinds

2003 een nieuwe eed te zijn. Je hoort er niets over, je leest er niets over, maar tijdens de borrel op een nascholingscursus ving ik bij toeval iets op. De KNMG zou iets in die richting hebben gemaakt. Ik ken wel hun kwaliteitsmanifest, want dat hebben ze in 2004 naar al hun leden toegestuurd, maar de eed was mij tot nu toe onbekend. Toen heb ik wat gegoogled en ik vond het meteen: een vijftig pagina's dik document met niet alleen de eed zelf, maar ook nog allerlei nuttig ogende hoofdstukken (begripsbepaling, internationale regels, nationale regels, medische ethiek buiten de directe patiëntenzorg, professionele normen in juridisch perspectief, algemene patiëntenrechten, bijzondere patiëntenrechten, overige wetgeving, internationale regelingen, rechtspraak, advies en bijstand).

En hoe luidt nu de nieuwe eed?

Ik zweer/beloof dat ik de geneeskunst zo goed als ik kan zal uitoefenen ten dienste van mijn medemens. Ik zal zorgen voor zieken, gezondheid bevorderen en lijden verlichten. Ik stel het belang van de patiënt voorop en eerbiedig zijn opvattingen. Ik zal aan de patiënt geen schade doen. Ik luister en zal hem goed inlichten. Ik zal geheimhouden wat mij is toevertrouwd. Ik zal de geneeskundige kennis van mijzelf en anderen bevorderen. Ik zal mijn beperkingen inzien, mij open en toetsbaar opstellen, en ik ken mijn verantwoordelijkheid voor de samenleving. Ik bevorder zo mogelijk de toegankelijkheid van de gezondheidszorg en de rechtvaardige verdeling van beschikbare voorzieningen. Ik maak geen misbruik van mijn medische kennis, ook niet onder druk. Ik zal zo het beroep van arts hooghouden.

Is dit nu alles? Zo'n eed dwingt tot eigen oordeelsvorming. Zeker omdat aan de hamvraag voorbijgegaan wordt: hoezo een nieuwe eed? En wat is er zo bijzonder aan het beroep van arts dat die een eed verdient? Zo'n eed *suggereert* slechts dat de dokter zich er wel aan zal houden. Beter lijkt: helemaal geen eed en een goed systeem dat de kwaliteit van de beroepsuitoefening in de gaten houdt. De Eed van Hippocrates heeft vooral een symbolische en rituele betekenis, zonder juridische consequenties. Niemand wordt erop afgerekend; afrekening gebeurt op de daad. En 'bij de tijd' (een eis die de auteurs zichzelf stelden) is die nieuwe eed ook al niet, want praktijkvoeringsaspecten ontbreken grotendeels.

Ik zou dus zeggen: weg ermee. En het verbaast mij dat volwassen, goed opgeleide mensen zich bezighouden met dit soort ongein. 'Zweren' is grotendeels uit de tijd. En zweren zijn bovendien goed behandelbaar...

Actiegevoelens

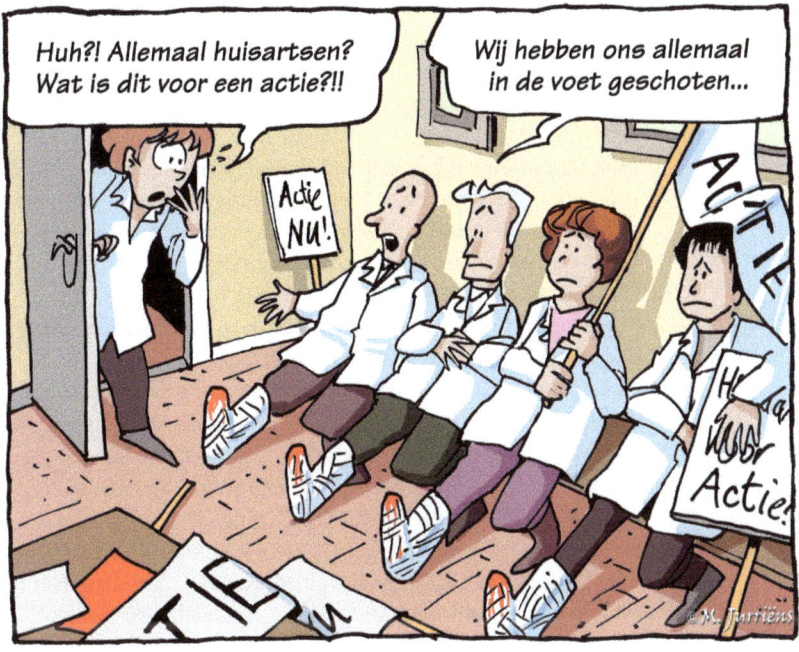

Op 4 maart 2005 kregen wij weer een 'actiebericht' van onze LHV-voorzitter Bas Vos. Een fragment: 'Het bestuur houdt zijn rug recht in die gesprekken met VWS. En hoewel het bijna een open deur intrappen is, roep ik u op datzelfde te blijven doen door gehoor te geven aan de oproep tot uitbreiding van de acties, door toegezonden contracten aan de zorgverzekeraar ongetekend te retourneren en door op geen enkele wijze mee te werken aan de totstandkoming van praktijkplannen. Uw vastberadenheid en vasthoudendheid, waarvan ik nog iedere dag de bewijzen zie, vormen de belangrijkste steun in onze rug. Mede daardoor heb ik er het volste vertrouwen in dat wij ons uiteindelijke doel zullen bereiken: Iedere Nederlander een eigen huisarts, dicht in de buurt en met voldoende tijd.'

Een nobel doel, dat ook ik onderschrijf. Toch blijf ik met een wat dubbel gevoel zitten wat de acties betreft. Zij zijn zinvol, dat weten huisartsen en – hopelijk – de ziektekostenverzekeraars en de overheid...(maar enige twijfel overvalt mij al hierbij). Echter, belangrijker nog, kennen de patiënten de achtergrond van de acties? In mijn - toegegeven, weinig stakingbeluste - omgeving zullen de acties nauwelijks leven bij het publiek, maar ik nam toch de proef op de som. Ik vroeg twee dagen lang aan alle patiënten die langskwamen: 'Heeft u gehoord van de huisartsen-acties? En, zo ja, weet u waarom wij actie voeren?' Welnu, een ruime meerderheid had gehoord van de acties, maar meer dan de helft van de patiënten meende dat het ging om 'een hoger honorarium voor de huisarts'. Als patiënten het al niet weten, vrees ik dat de score onder de 'gezonden' nog slechter is.

Wat betekenen deze uitkomsten? Moeilijk te zeggen. Er zijn enkele opties. Wellicht denken Nederlanders dat mensen alleen maar actie voeren voor meer loon. Misschien hebben wij te maken met de naweeën van de stakingen voor een hoger inkomen van een paar jaar geleden. Vooral die actie heeft het imago van de huisarts omgevormd van een betrouwbare, altijd bereikbare goeie vent of vrouw, naar een gewone-kleine-zelfstandige-die-meer-geld-wil, en dat bovendien van het klagende en zeurende type. Nederlanders zijn enquête-gek (ik ook dus). En wat blijkt uit officiële peilingen? Er is een groot vertrouwen in de huisarts en er is een vrij brede acceptatie van de acties. Dat wordt ook met graagte door collega's en zeker collega-bestuurders vermeld. Wat men vergeet, is dat die conclusie eigenlijk anders geformuleerd moet worden: de Nederlander heeft veel vertrouwen in de *eigen* huisarts, en denkt daarom dat de actie van de *eigen* huisarts legitiem is. Vanuit dat perspectief antwoordt de Nederlander, zelfs op algemene vragen naar 'de' huisarts. Ik vrees dat de Nederlander weliswaar veel vertrouwen heeft en positief is over de *eigen* huisarts (da's mooi natuurlijk), maar nauwelijks een mening heeft over de huisartsgeneeskunde in het algemeen. En als hij dat wel heeft, dat die mening een negatieve is (want gevormd door de lange stakingen om meer poen).

Hier ligt een fundamenteel probleem, wat in zijn kern een imagoprobleem is. En bovendien een paradox: een positief imago voor de individuele huisarts versus een negatief imago voor de beroepsgroep.

Hoe verder? Geen acties meer? Lastig. Maar de beroepsgroep schiet zichzelf bij elke actie in de voet. Beseffen wij dat?

Vrijblijvendheid

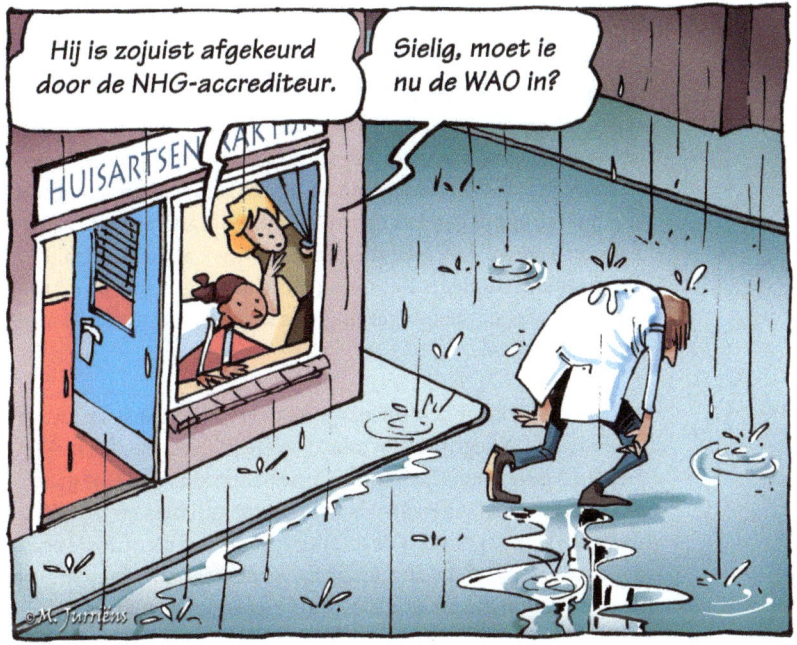

Waarom ben ik huisarts geworden? Nu, op middelbare leeftijd, denk ik het antwoord op die vraag definitief te weten: vanwege de vrijheid die je als huisarts hebt. Klinkt dit positief? Welaan, dan geef ik het negatieve tweelingbroertje-antwoord: vanwege de vrijblijvendheid... Alle negatieve aspecten van de gezondheidszorg die met enige regelmaat de pers halen, vallen hieronder. Ook alle kritiek die ik bij tijd en wijle op mijn collega's heb. En zij op mij... Laat ik mij haasten te verklaren dat ik het niet alleen over huisartsen heb, maar zeker ook over specialisten. Die hebben nog langer doorgeleerd om vrijblijvend te kunnen opereren. Letterlijk en figuurlijk. Waaruit blijkt die vrijblijvendheid? Bijvoorbeeld uit het onvoldoende bijhouden van vakliteratuur (ik ken niemand in mijn omgeving die dat voldoende doet, zelfs niemand die erkent dat dit een probleem zou zijn), uit het nauwelijks opvolgen van richtlijnen (behalve op die punten die men 'toch al deed') en uit medisch handelen dat niet *evidence based* is. Daaronder vallen deelaspecten als rituelen, gewoontes en rotsmoezen. Vrijblijvend zijn wij ook op communicatieniveau, zoals het dimmen van empathie bij vooral de wat ervarener huisartsen. Natuurlijk is er in de praktijkvoering ook de nodige vrijblijvendheid: slechte spreekuurplanning, lange wachttijden, onbereikbare assistentes en – vooral – de delegatie van taken, wat vaak louter een eufemisme is voor het afschuiven van verantwoordelijkheden. Ach, het zijn traditionele klachten, passend in het klassieke systeem van een gezondheidszorg met weinig onderlinge of externe controle. Waarbij sancties ook nog eens ontbreken. Met visitatie als even antiek als achterhaald kwaliteitsinstrument. Daar hing altijd al de geur van de 19^e eeuw omheen. Niet dat het ongezellig was hoor, zo'n visitatieteam. Maar nut? Mwah.

Vermoedelijk moet ik binnenkort met vervroegd pensioen, want als ik het goed begrijp komt aan al die vrijblijvendheid een einde. Het NHG ging namelijk praktijken accrediteren. Oef! Hoe gaat dat in zijn werk? 'Allereerst verzamelen de huisarts en praktijkmedewerkers gegevens over de praktijk, die een consulent vervolgens voor ze in een feedbackrapport verwerkt. In het rapport worden de resultaten van de praktijk afgezet tegen resultaten van vergelijkbare praktijken in Nederland. Op grond hiervan stellen de huisarts en zijn medewerkers onder begeleiding van de door de praktijk ingehuurde praktijkconsulent een verbeteringsplan op. (...) Een NHG-accrediteur bezoekt vervolgens de praktijk om te beoordelen of de gegevens op een juiste wijze zijn verzameld, de plannen aan de gestelde eisen voldoen en of de praktijk met de uitvoering is begonnen. Voldoet de praktijk aan deze voorwaarden, dan wordt het NHG-keurmerk toegewezen.'
Vervolgens krijg je als huisarts geen tijd om uit te rusten, want dit circus trekt jaarlijks langs de deur. Ik ben sceptisch (as always), mijn collega enthousiast (want jonger, ander geslacht). Maar de vrolijke cynicus in mij verheugt zich ook op de komst van die accrediteur. Want ik zie het schouwspel à la 'De Revisor' (een blijspel van Gogol of Tjechov, dat vergeet ik steeds) al voor me. Een arme, berooide man komt platzak aan in een dorp. Daar wordt hij met alle egards ontvangen en in de watten gelegd. Waarom? Men ziet hem aan voor de revisor, een ambtenaar die stadsbestuurders visiteert om misstanden op te sporen.

Ongezondheidsrecht

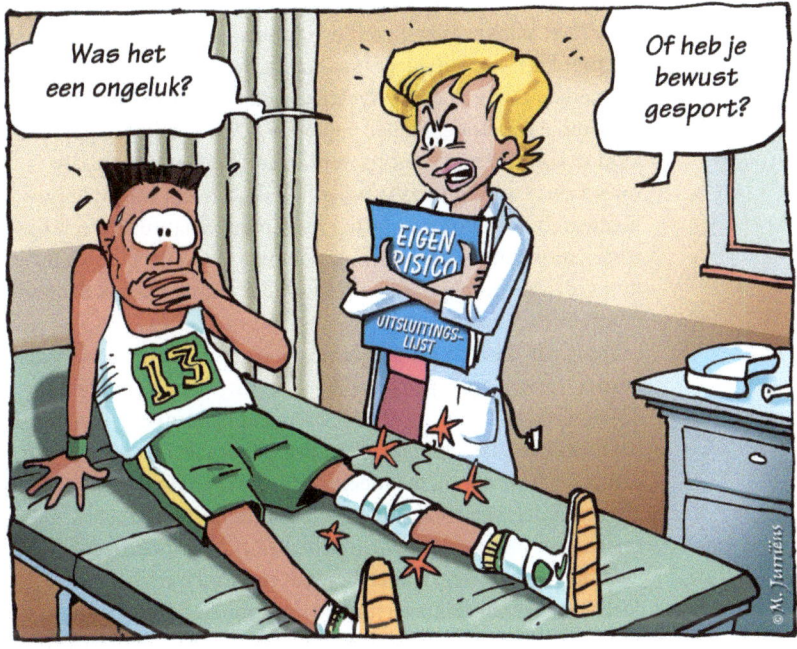

Wij krijgen het binnenkort als huisartsen een stuk rustiger. Dan melden zich alleen gezonde mensen op het spreekuur, althans de mensen die gezond leven. Ik blader even door de afsprakenlijst van gisteren. Wie heb ik gezien? Een stevige roker met longklachten, een veel te dikke puber, een man met persisterende nekklachten sinds een ongeval een paar maanden geleden (hij reed te hard, trouwens), een zwangere die het glaasje wijn moeilijk kan laten staan, een 20-jarig mannelijk 'lekker ding' met een forse druiper, een amateur-voetballer met knieklachten. Om er maar een paar te noemen. Welnu, de meesten van hen zal ik binnenkort de deur mogen wijzen: 'Weg, jullie!'

Ik kan dit doen, ik *moet* dit wellicht doen, op last van minister Hoogervorst. Hij vindt het namelijk niet vanzelfsprekend dat mensen die ongezond leven, onbeperkt gebruik kunnen maken van de gezondheidszorg. 'Er bestaat niet zoiets als een recht op ongezond leven', aldus de VVD-bewindsman. Jaarlijks wordt 5 tot 9 procent van het zorgbudget uitgegeven aan ziekten die het gevolg zijn van ongezond gedrag als roken, drinken en te veel eten. 'Het klinkt misschien niet erg liberaal, maar ik vind dat je het niet kunt maken om er maar op los te leven', aldus Hoogervorst. 'Als je dan vervolgens ziek wordt, kun je niet verwachten dat je ongebreideld van onze gezondheidszorg gebruik kunt maken.' Verder zegt hij vooralsnog geen groepen zoals rokers en zware drinkers te willen uitsluiten van bepaalde vormen van hulp, maar zijn ferme standpunt is natuurlijk een fikse tussenstap richting uitsluiting. Vooralsnog wil hij burgers op hun verantwoordelijkheid wijzen, onder andere via het ZonMw-programma 'Gezond Leven'.

Grappig dat hij naar dit programma verwijst, want in zijn standpunten verwijdert hij zich wel heel ver van de oorspronkelijke doelstelling. In 2000 zei Els Borst – toen nog minister – namelijk het volgende: 'De Gezond Leven zoektocht moet ons leiden naar mensen die we tot nu toe moeilijk konden bereiken. U weet dat de vermindering van de sociaal-economische gezondheidsverschillen voor mij een belangrijk doel is.' Het nobele doel van mevrouw Borst weet Hoogervorst om te vormen tot het tegendeel. Zijn denkbeelden versterken de gezondheidsverschillen. In grote lijnen mogen wij immers stellen dat in de lagere sociaal-economische lagen 'ongezond leven' vaker voorkomt dan in andere lagen van de bevolking. Hiermee tast Hoogervorst de solidariteit aan, en solidariteit is het basisprincipe van ons gezondheidszorgbestel.

Alle kranten namen destijds in 2005 de uitspraken van de minister op. En er kwam verrassend weinig weerwoord. Gelukkig wel van drie Rotterdamse ethici, in NRC Handelsblad. Deze dames (ethici zijn meestal vrouwen) vrezen ook dat Hoogervorst het solidariteitsbeginsel uitholt. Verder wijzen zij op andere punten: ja, 'ongezond leven' kost geld, maar het zijn vooral ook de ongezond levers die geld in het laatje brengen (via accijns) en kosten besparen (door zo vriendelijk te zijn een paar jaar eerder dood te gaan). Bovendien stuit de gedachte van Hoogervorst op praktische bezwaren: hoe bepaal je welk gedrag wél en welk gedrag niet door de beugel kan? Mag ongezond eten niet, maar onveilig vrijen weer wel? Leven sporters gezond, of juist ongezond (door de verhoogde kans op blessures)?

Tot slot: kiest een mens voor een verslaving en leeft hij dus bewust ongezond, of is er juist sprake van onvrijwillig ongezond leven? (Ik denk het laatste.) Het recht op ongezond leven lijkt mij een grondrecht.

Vertrouwensbreuk

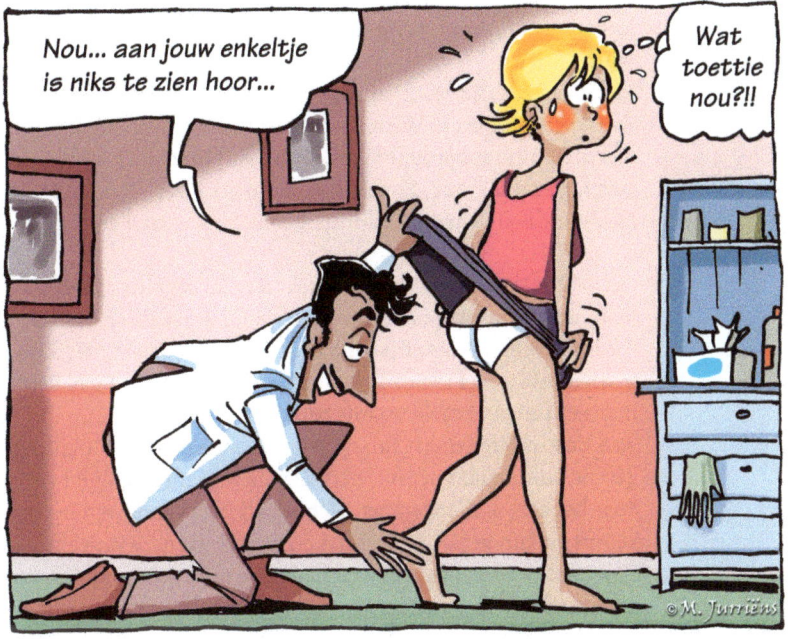

Als huisarts hoor je - vaak ongewild en zeker ongevraagd - veel verhalen over... ándere huisartsen. Dat is nu eenmaal ons lot. Normaliter laat ik die verhalen als douchestralen langs de ranke schouders afglijden. Tot de uitzonderingen behoort de volgende ervaring van een vrouw die ik goed ken, en wier huisarts ik ook ken. Zij is begin dertig en een fanatiek sporter: wielrennen op een hoog amateurniveau. Al maanden is ze in training, vertelde ze, voor een grote wedstrijd. Echter, de laatste zes weken kreeg ze last van haar knie. 'Het voelt alsof de pijn *in* de knie zit.' Zij ging naar haar huisarts. In de spreekkamer moest ze gaan staan. Haar huisarts bukte zich en tilde haar korte rok op tot boven de heupen. Dit alles 'om de stand van het been goed te kunnen beoordelen'. Vervolgens werd haar hele been van boven tot onder afgetast 'teneinde de spierontwikkeling te beoordelen'. Tot een diagnose kon mijn collega niet komen.

Hij zei: 'Ik kan nog niet zeggen waar het probleem zit. Eigenlijk zou ik je moeten zien fietsen om te bekijken hoe je op de fiets zit en welke bewegingen je maakt. Dus ik wil voorstellen een keer met je te gaan fietsen.' Hij nam zijn receptenblok en schreef er iets op. 'Hier is mijn privé-mailadres. Laat je mij weten wat je wilt?'

Einde verhaal. Althans, zij zweeg even. Toen barstte ze los: 'Ik was woedend toen ik buitenkwam! Bij knieklachten hoeft hij toch niet mijn rokje op te tillen tot boven mijn kont?' Desgevraagd zei ze: 'Nee, ik heb er verder niets meer van gezegd.' En: 'Wat? Ben je mal? Natuurlijk heb ik geen e-mail gestuurd!'

Het verhaal is natuurlijk niet uniek. Het zal dagelijks voorkomen, ergens in een praktijk in Nederland. Seksualiteit is maatschappelijk een belangrijke motor, en die motor slaat niet automatisch af als iemand de spreekkamer binnenkomt. Toch wordt hier een fundamentele waarde bezoedeld: vertrouwen. De waarde van vertrouwen kan op verschillende manieren richtinggevend zijn, omdat het in verschillende gedaantes opduikt tijdens het arts-patiëntcontact. Het betreft het vertrouwen in de kennis en kunde van de huisarts en de zorg die deze verleent. Daarnaast is er het vertrouwen in de gekregen informatie en verstrekte adviezen. De onderstroom is het basale vertrouwen in de inzet van de huisarts en de wetenschap (ahum) dat deze enkel het belang van de patiënt voor ogen heeft, zonder vermenging met andere belangen. Al deze kenmerken smelten samen in het blind kunnen varen op de betrouwbaarheid van de zorgverlener als persoon. Het is deze fundamentele betrouwbaarheid die in dit geval geweld wordt aangedaan.

Ter plekke onthield ik me van een oordeel en beperkte me tot het aanhoren van haar verhaal. Maar hoe nu verder tussen deze vrouw en haar huisarts? Het toeval wilde dat ze een week later weer een afspraak had staan: 'Ik moet een nieuw spiraaltje laten plaatsen... Maar daarvoor ga ik wel naar een andere huisarts, hoor!'

Ouderschapsbrevet

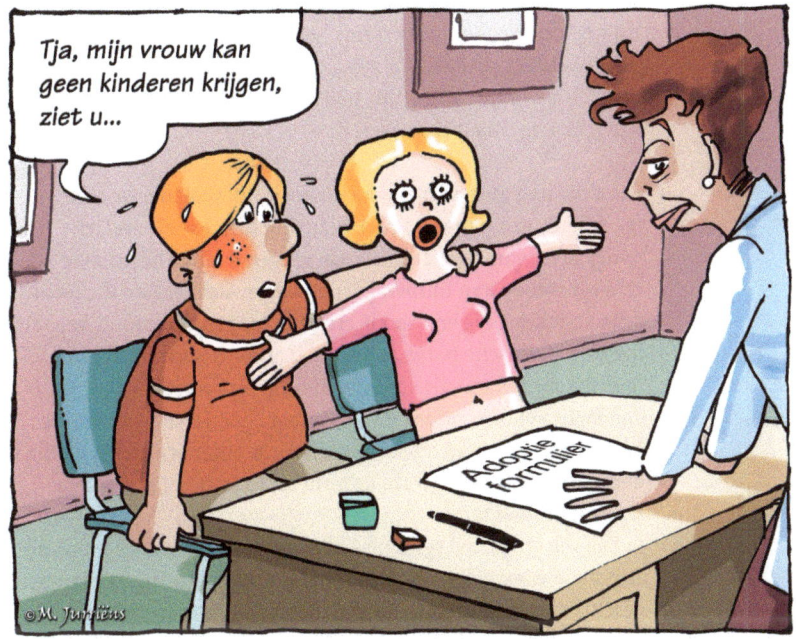

Soms regelt het toeval iets opmerkelijks. Vanochtend zag ik het kinderloze echtpaar Hulst; zij net onder, hij boven de veertig. Tweeverdieners, harde werkers, aardig stel. Vier jaar geleden zagen zij bewust af van reageerbuisbevruchting. ('Dat gedoe aan mijn lijf moet ik niet', zei zij kordaat.) Even zelfverzekerd kozen zij voor adoptie. ('Om die kinderen ook een toekomst te bieden.') Het werd een adoptiemarathon... Want al verstreken de jaren, er zit weinig schot in, ondanks allerlei onderzoeken van maatschappelijk werk en de adoptieorganisatie (een soort kindermakelaars: geen risico lopen, wel geld verdienen...). De Hulstjes versomberen ietwat en vragen zich steeds vaker af of hun oorspronkelijke beslissing wel de juiste is geweest. Tja.

Een uur later meldde zich het echtpaar Blaak, met hun tweejarige tweeling. Ook al aardige mensen (mijn praktijk zit er vol mee!). De kinderen hebben een lichte groeiachterstand, meenden zij. Ze zijn wat overbezorgd: de tweeling is geboren na een intensieve IVF-behandeling. Gelukkige ouders, zoveel is zeker: allebei wat kwestieus afgekeurd, allebei zwart bijklussend, en hij heeft nog een mooie erfenis 'geparkeerd' in het buitenland. 'Een tweeling opvoeden is zwaarder dan hard werken, hoor', verzekerde de vrouw mij. 'Hm, heb je wel recht van spreken?', dacht ik nog. Maar ik zweeg.

Later die dag ging ik me wat onbehaaglijk voelen over deze 'gevallen'. Kunstmatige voortplanting krijgt veel aandacht, onder meer vanwege de boeiende vragen daaromheen. Mag je criteria stellen aan hulpvragers en, zo ja, welke? Zijn dit medische of ook sociale en morele criteria? Mogen IVF-centra bepaalde mensen (lesbische paren, alleenstaande vrouwen, ouderen, [genetisch] zieken) uitsluiten van hulp bij voortplanting? De aandacht voor adoptie is minder groot, hoewel adoptie en IVF belangrijke overeenkomsten hebben. De belangrijkste is de fundamentele vraag: op welke criteria selecteren wij potentiële kandidaat-ouders?

Ik heb me enigszins verdiept in de kwestie. De meeste mensen zijn in de wieg gelegd voor natuurlijke voorplanting. Al dan niet geschikt als ouder, elke gek kan zich voortplanten, als ik zo de vrijheid tot voortplanting mag verwoorden. Het kind krijgt – zonder screening – de ouders die het nu eenmaal krijgt. Wie kinderloos blijft, wordt *wel* gescreend. Met het oog op het welzijn van het aanstaande kind is dat te rechtvaardigen (hoewel dan screening van normale voortplanters ook in de rede zou liggen, maar vooruit). Echter, de toelatingscriteria voor IVF blijken veel minder streng dan voor adoptie. Lees ik. Hoor ik. Verbaast mij. Motivatie hiervoor zou zijn dat het te adopteren kind over het algemeen 'te kwetsbaar' is. Dat lijkt mij overdreven. 'Iets meer kwetsbaar' misschien. Als dat al een valide argument zou zijn, dan staat er toch iets tegenover. Adoptiefouders zijn in de regel veel bewuster van hun keuze voor het ouderschap. Ze betalen rond de tien mille voor de procedure en behoren dus tot de sociaal-economisch hogere klassen die - in de regel - beter in staat zijn een kind een goede opvoeding te geven. Niet protesteren, ik zie heus wel dat die 'kostprijs' andere mensen uitsluit van adoptie, en die onrechtvaardigheid zie ik eveneens. Maar daar gaat het mij nu niet om.

Ik ben er nog niet uit. Maar in mij sluimert het gevoel dat hier iets onrechtvaardigs gebeurt. Nog wat richtingloos, maar toch. Eén ding weet ik zeker: al dat gedoe over een 'inburgeringdiploma' is van geen enkel belang. Laten wij een maatschappelijke discussie organiseren over een ouderschapsbrevet!

Jurysport

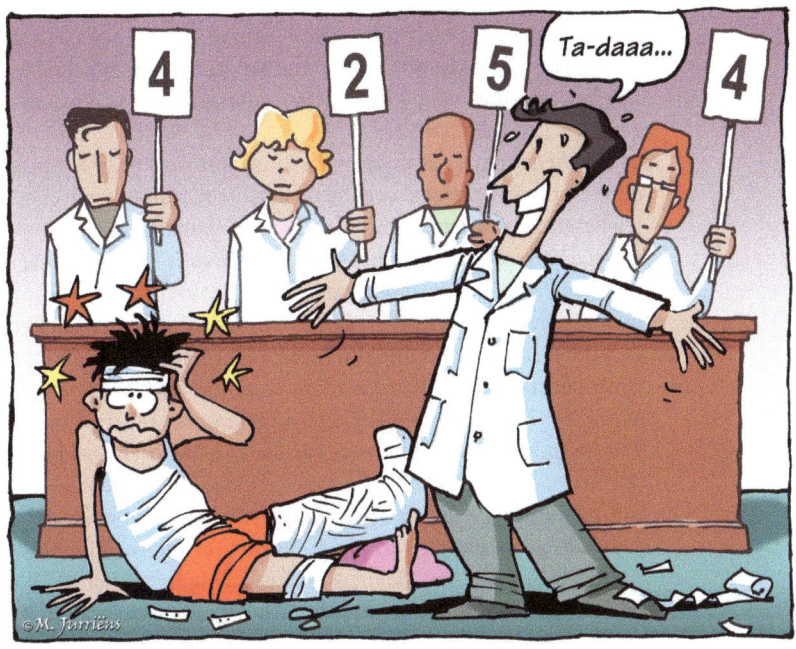

Twee krantenberichten die ogenschijnlijk niets met elkaar te maken hebben. In de zomer van 2005 werd wereldkundig gemaakt dat artsen elkaar gaan beoordelen volgens een systeem van jaarlijkse evaluatiegesprekken. De aloude KNMG achtte zo'n systeem een 'wenselijke en noodzakelijke' aanvulling op de huidige kwaliteitscontroles op de patiëntenzorg. Ziekenhuizen, vakgroepen en opleidingen werden tot dan toe wel beoordeeld, maar individuele artsen niet. De gesprekken moeten het functioneren van artsen verbeteren en in een vroeg stadium eventuele problemen verhelpen. Wat wordt er zoal beoordeeld? Kennis en deskundigheid, bejegening van patiënten, omgang met collega's en gezondheidsklachten die het functioneren mogelijk beïnvloeden. Voorlopig worden de gesprekken op vrijwillige basis gevoerd, met speciaal hiervoor getrainde collega-artsen. Maar men verwacht dat deelname aan de gesprekken rond 2010 verplicht is én een voorwaarde wordt voor herregistratie. Als artsen niet goed functioneren kunnen zij na een interne procedure van hun functie worden ontheven. Onder disfunctioneren verstaat de KNMG 'een structurele situatie van onverantwoorde zorg waarin een patiënt wordt geschaad of het risico loopt te worden geschaad, waarbij de betrokken arts niet of niet langer in staat of bereid is zelf de problemen op te lossen'. Mooi geformuleerd, want vaag... zeg maar: op z'n KNMG's.

Laten wij de camera zwenken naar Singapore, een paar jaar geleden. Daar werd gestemd over de toewijzing van de Olympische Spelen in 2012. Londen won, zoals bekend. Minder aandacht kreeg de discussie binnen het Olympisch Comité over welke sporten mogelijk zouden worden toegelaten dan wel geschrapt als olympische sport. Softbal verdween van het programma. Bij het Comité - een samenraapsel van uitgerangeerde sporters, louche zakenlieden en overtollige prinsen – werd fiks gelobbyd door een aantal bonden om 'hun' sport op het programma te krijgen: golf, karate, inline-skaten, rugby en squash. Uiteindelijk kreeg geen enkele sportbond zijn zin. Het programma zal in Londen geen uitbreiding krijgen. Ik zag plotseling grote kansen... Nu de KNMG de geneeskunde verheft tot jureringfenomeen, lijkt het mogelijk om geneeskunde tot een heuse olympische sport te laten uitgroeien. Voorlopig even intern ervaring opdoen, dan externe juryleden trainen en vervolgens... aan de slag! *Chef de mission* Bas Vos moet in staat worden geacht om voor 2016 geneeskunde op het programma van de Olympische Spelen te krijgen. Toegegeven, als elitesport, maar dat is geen bezwaar, want hobbelen op een circuspaard bij muziekbegeleiding is nog meer elitair. Wij hebben nog vier jaar de tijd om dit te realiseren, want dan wordt de olympische gaststad voor 2016 gekozen. Het publiek zal vermoedelijk massaal toestromen. Staat 'gezondheid' immers niet altijd bovenaan het verlanglijstje van individuele burgers? Er is slechts één maar... Wij artsen zijn nog lang niet zo professioneel uitgerust als volleerder en traditioneler sporters. Bovendien is ons instrumentarium – en zeker dat van de huisarts – nogal beperkt: wat gezond verstand, enige kennis, een pluis-/niet-pluisgevoel, lichamelijk onderzoek, en een paar open oren en zintuigen.

Hm, nu ik er goed over nadenk is dit toch een groot minpunt. Onze uitrusting is wellicht te beperkt, en dat is een handicap. Ach, nu zie ik plotseling de oplossing. Geneeskunde hoort thuis op de Paralympics!

Keuzedwangneurose

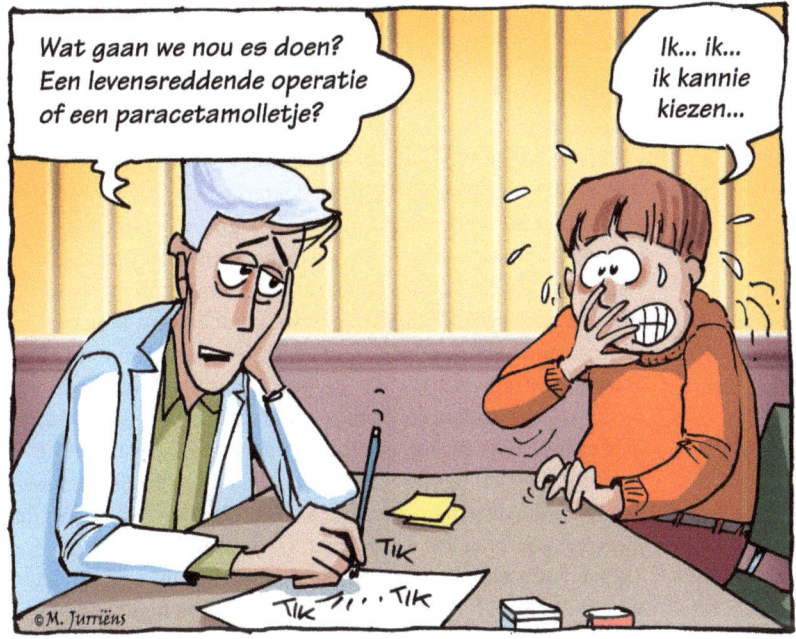

Eindelijk, eindelijk... In het nieuwe zorgstelsel is er meer keuzevrijheid voor de patiënt. Een zegen, zo beweren alle beleidsmakers en wetopstellers. Zorgverleners en zorginstellingen houden nog te weinig rekening met hun wensen, met nadelige gevolgen voor de dienstverlening, de kwaliteit van de zorg en het uiteindelijke resultaat. Nou wil het geval dat wet- en regelgeving altijd wordt gemaakt door theoretici, in ieder geval mensen die niets van de praktijk weten. Want wil de patiënt wel kiezen? De eerste die in 2005 een knuppel in het hanenhok gooide was Margo Trappenburg, columnist van NRC Handelsblad en hoogleraar Patiëntenperspectief. Ja, zo'n leerstoel bestaat echt! Ik lees haar graag en ben het meestal met haar eens, ook nu weer. Keuzevrijheid, willen we dit nu echt? Nee, dus. Veel mensen willen volgens haar helemaal niet kiezen, althans niet in de zorg. Het leven is niet voorspelbaar, benodigde medische hulp evenmin. En ook is het nog eens onbegonnen werk voor gewone burgers om verschillende verzekeraars te vergelijken op geboden kwaliteit. 'Waar moet je in hemelsnaam beginnen?', vraagt zij zich af. Uit onderzoek blijkt volgens haar ook dat patiënten nauwelijks de behoefte hebben om te kunnen kiezen...

Elke huisarts zal deze mening delen, want die kent uit de dagelijkse praktijk maar al te goed de patiënt die radeloos om zich heen kijkt als je hem een keuze voorlegt: 'Zegt u het maar, voor welke behandeling kiest u?' Altijd klinkt het benepen antwoord: 'Eh, pffff, wat... Wat adviseert u, dokter?'

Het gevolg van meer keuzevrijheid – en in groter verband het nieuwe verzekeringsstelsel – is een toenemende ongelijkheid in de zorg. Rijke, gezonde, goed geïnformeerde burgers zullen beter af zijn dan laagopgeleide mensen met weinig inkomen. Deze vrees leeft ondanks de invoering van een basisverzekering en verplichte acceptatie. Trappenburg deelt die vrees: 'In een tijd waarin de sociale cohesie toch al onder zware druk staat is het zeer de vraag of je de gezondheidszorg, op dit moment een zeer gewaardeerde publieke voorziening, moet willen individualiseren.' En het meest wrange is dat de patiënt het allemaal moet betalen. Hij betaalt dus meer (premie) voor iets wat hij niet wil (keuzevrijheid).

Trappenburg nam een uitgesproken standpunt in, hetgeen haar niet in dank is afgenomen. Zo stelde de Raad voor de Volksgezondheid & Zorg dat 'de ene keuze de andere niet is', waarmee de Raad bedoelt: aan sommige keuzemogelijkheden hecht een patiënt meer dan aan andere. Zo is – godlof – de keuze van de eigen huisarts voor de patiënt van groter belang dan de keuze van een medisch specialist... Maar de felheid van Trappenburg blijft terecht, alleen al omdat op de zegeningen van het nieuwe systeem evenzeer kritiekloos wordt gehamerd.

Keuzevrijheid voor de patiënt leidt tot keuzedwangneurose, zo meen ik. En wat buiten beeld is gebleven, is een heel andere optie: keuzevrijheid voor... huisartsen! Laat huisartsen maar kiezen wie ze wel of niet in de praktijk willen hebben. De arbeidsvreugde plus kwaliteit van zorg zullen met sprongen vooruit gaan! De patiënten die overblijven, want niet verkozen door een huisarts, gaan rechtstreeks naar een specialist. Welke, dat maakt toch niet uit. Ook niet in hun ogen...

Laksmoes

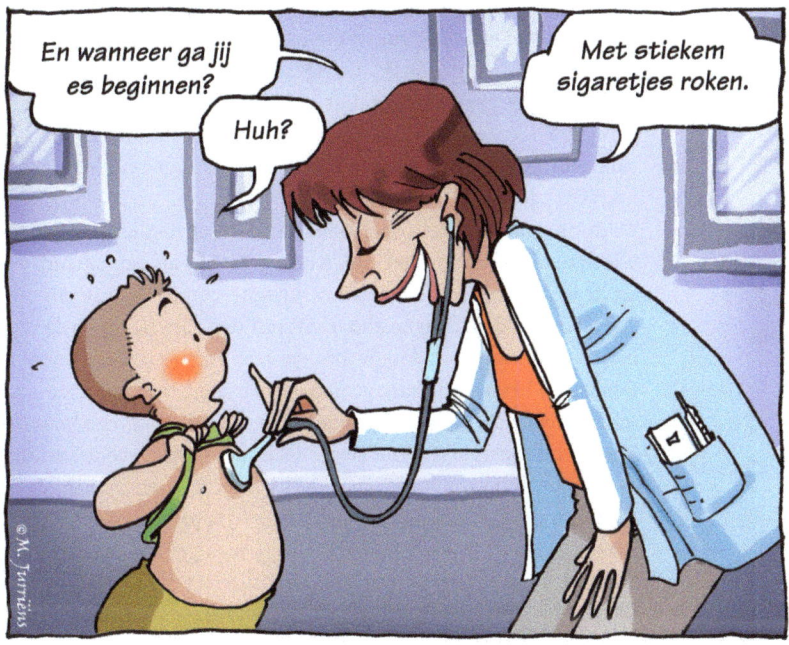

Toegegeven, ik was een braaf kind. Zelfs wat schuchter en verlegen. Dus ik luisterde naar mijn ouders, maar - net als bij bijna alle kinderen - met het tegenovergestelde effect. Elk verbod was een uitdaging. 'Niet te laat thuiskomen' betekende zóveel te laat thuiskomen dat het - in mijn eigen ogen - nog net kon... 'Draag een helm op je bromfiets', hielp tot aan de hoek van de straat; daarna liet ik de lange haardos vrij in de wind om vervolgens weg te scheuren op de opgevoerde bromfiets, wat ook al niet mocht. Ieder verbod maskeert een genot, ontdekt elk kind. En is het leven niet uitgevonden om te genieten? Nou dan!
Ik maak mij geen enkele illusie dat ik een uitzondering was. Alle kinderen reageerden zo: juist vriendjes die om de haverklap te horen kregen dat zij vooral niet moesten gaan roken, doken elke pauze in het fietsenhok. Waarschuwen, voorlichten, dreigen, omkopen: niets hielp. Zo ging dat. Zo gaat dat. Iedereen weet dat.

Iedereen? Nee, toch niet. Hoogwaardige beleidsmakers blijken blind voor eigen jeugdervaringen en mogelijk ontmoedigende opvoedingspraktijken. Het bericht was in 2005 voorpaginanieuws.: 'Actie tegen drank werkt niet bij de jeugd.' Ik dacht nog: 'Is dit nieuws?' Want wat iedereen met gezond verstand (ik) of praktijkervaring (ook ik) allang wist, wordt bevestigd: voorlichting helpt geen zier. Zo niet campagneleider Wim van Dalen van het NIGZ: 'We zijn naïef geweest. We geloofden dat voorlichting gedrag zou beïnvloeden. Maar nu zeg ik: het heeft eerder averechts gewerkt.'
De campagnes hielpen inderdaad niet. Sterker nog, de jeugd ging alleen maar meer drinken. Het wordt gebracht als een onthutsende conclusie na vijftien jaar campagnevoeren. In de beginjaren kostte de campagne anderhalf miljoen euro per jaar; de laatste jaren wat minder, slechts 750.000 euro. Je zou verwachten dat bij het over de balk gooien van dit soort bedragen het schaamrood op diverse beleidskaken zou staan, maar nee hoor. Minister Hoogervorst en de Tweede Kamer willen de voorlichting aan jongeren de komende jaren zelfs opvoeren! 'Voorlichting is onverminderd topprioriteit', verklaart een topambtenaar.
Zucht. Tegen politiek correct denken is geen gezond verstand bestand. Ik zou zeggen: stop onmiddellijk met die campagne! Natuurlijk is het een morele plicht van ouders en huisartsen om te waarschuwen en voor te lichten. Dat moeten zij vooral blijven doen (liefst enigszins serieus, doch niet te vasthoudend).

En dan hebben wij het alleen nog maar over deze ene voorlichtingscampagne. Zouden de andere voorlichtingsinitiatieven zoden aan de dijk zetten? Vast niet. Ergo: schrap al die miljoenen die ZonMw aan voorlichting uitgeeft. De opleiding GVO? Stopzetten! Weg met de weekhartigen! Hopelijk klink ik nou niet cynisch, want ik bedoel het uiterst realistisch. Al erger ik mij zeer. Want ene Martijn Planken, coördinator, beweert doodleuk dat het allemaal geen verspilde moeite is geweest: 'Ik hoop dat jongeren er op de lange termijn toch iets van meekrijgen. Ze parkeren onze ideeën in hun achterhoofd.' Hoe krijg je het je mond uit... Miljoenen over de balk gooien met als ratio dat er 'iets' in het 'achterhoofd' blijft hangen. Dat noem ik een laksmoes.

Kuipstoeltjes

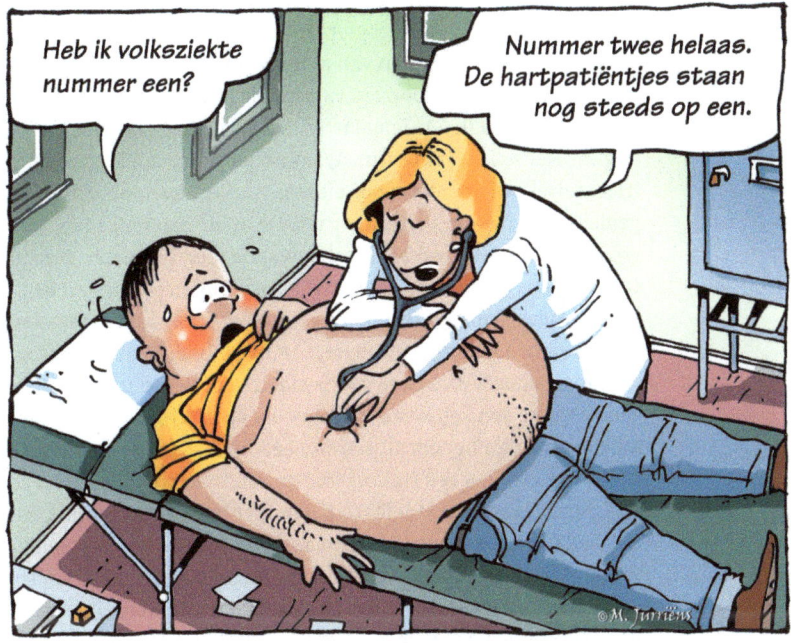

De gezondheidszorg staat bol van de demagogie, drogredeneringen en retorica. Een voorbeeld. *Demagogie* krijgt gestalte in het hanteren van een metafoor als 'volksziekte nummer 1'. Als zodanig worden hart- en vaatziekten al sinds jaar en dag aangeduid. Zó lang zelfs, dat de uitdrukking uiterst sleets is geworden. Van meet af aan was de kreet trouwens onzinnig: mensen sterven nu eenmaal, dus is er altijd een kwaal nummer 1... Is die uitgebannen, dan verschijnt een andere 'volksziekte nummer 1' op het toneel. Deze demagogie berust op angstinductie: 'Het kan ú, ú, ú ook gebeuren, dus kom op met uw donatie... of wijzig uw leefgewoonten.'
De laatste jaren richt het demagogisch kanon zich op een ander probleem: obesitas. Nederland groeit zowel dicht als dik. Enkele jaren geleden was een op de acht kinderen te dik. Sindsdien

groeit het aandeel te dikke kinderen gestaag, al gaat het niet zo hard als verwacht. Maar wel is er bij de kinderen die te zwaar zijn veel vaker sprake van echt ernstig overgewicht: obesitas. Hoe het tij te keren? Zorg en bemoeienis van de ouders werken onvoldoende, zo blijkt. Hoogleraar Jeugdgezondheidszorg R. Hira Sing ontwikkelde een plan van aanpak. In zijn voorstel – inmiddels goedgekeurd en voorzien van enkele miljoenen – staat de jeugdarts centraal. 'De jeugdarts?', dacht ik nog. 'Bestaat die nog...?' Het schijnt zo te zijn. Waarom jeugdartsen? Hira Sing: 'Het stelsel van jeugdgezondheidszorg (...) is uitermate effectief gebleken als het om preventie gaat. De inentingen tegen meningokokken – binnen een paar dagen was de jeugd ingeënt. Consultatiebureaus adviseerden om baby's op de rug in plaats van de buik te laten slapen en binnen twee jaar was het aantal gevallen van wiegendood teruggedrongen van tweehonderd naar een tiental.' Ammehoela! Die twee voorbeelden (met het schrikbeeld van een concrete dood op korte termijn voor ogen) zijn van geheel andere orde dan het omturnen van eet- en leefgedrag dat op termijn – mogelijk! – een risicofactor vormt. Waarom heeft die o-zo-effectieve jeugdgezondheidszorg dan niet het alcoholgebruik en rookgedrag van de jeugd kunnen aanpakken? Dat zijn problemen vergelijkbaar met obesitas. Hira Sing hanteert een *drogredenering*! Maar goed, de miljoenen voor de aanpak van obesitas zijn binnen. Echter, geen van de gekozen methodieken is – door de jaren heen – empirisch effectief gebleken. Hoe zit dat nou professor? Hij antwoordt: 'Als je niks probeert, valt er ook niks te bewijzen. En belangrijker: dan geven we een hele generatie kinderen op.' Zo hanteert hij pure *retorica*. Waarom zouden wij plannen zomaar belonen met miljoenen, omdat er toch 'iets' moet gebeuren?

Ik denk dat geen enkele strategie werkt tegen obesitas, puur omdat het fenomeen is gedemocratiseerd... en dus geaccepteerd. Waren dikkerds circusrijp in de negentiende eeuw en reden tot schaamte in de twintigste, in onze eeuw is er geen gêne meer over dik zijn. In hiphopvideoclips zien wij een stoet van dikke mannen en vrouwen voorbijkomen, en zelfs in tv-reclames duiken vetkleppen op, niet als rariteit maar als 'gewoon' medemens. Gezellig, joviaal, hartelijk: niks mis mee.
De tijd is rijp voor het aanpassen van de kuipstoeltjes in de wachtkamer...

Halfvarken

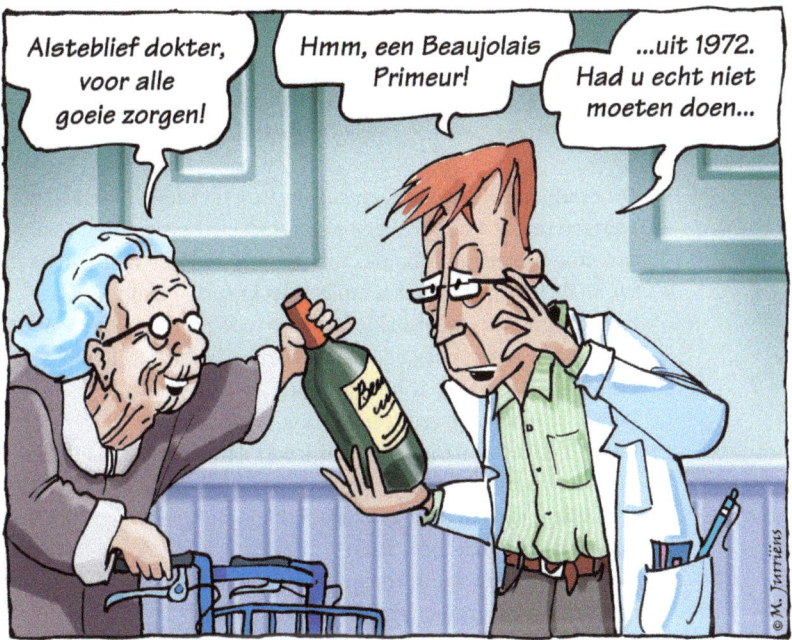

Tijd voor een bekentenis... ik heb een belaste anamnese. Ik ben namelijk niet de eerste huisarts in onze familie. Mijn grootvader, mijn vader, mijn oom... zij hebben allemaal hun eigen verhalen. Men zou vermoeden dat wie met zoveel huisartsen om zich heen is opgegroeid, een goed gevoel moet hebben ontwikkeld voor enkele vaste waarden in het vak. Dat valt tegen, omdat het tot een meergeneratieoverleg – in toto, met zijn vieren – nimmer kwam. Toch kwam ik van de week in aanraking met een fenomeen-van-alle-tijden: de dankbare patiënt. Het betrof een vijftiger met al enkele jaren bestaande vage klachten op de borst. Denk nou niet dat ik iets heroïsch heb gedaan. Heus niet. Ik heb de man altijd netjes te woord gestaan, nooit overbezorgd, nooit onderbezorgd, en de assistentes konden het uitstekend met hem vinden. Een wat formeel maar fatsoenlijk mens werd fatsoenlijk behandeld. Meer niet. En toen het uiteindelijk alsnog tot het door hem zo gevreesde infarct kwam, verwees ik hem tijdig. Dat was alles. Toen kwam dit briefje binnen op de praktijk:

'Bij deze wil ik U graag hartelijk bedanken voor de uitstekende behandeling die ik bij U heb gehad. Niet alleen bij mijn laatste bezoek, toen dat venijnige infarct opdook, maar ook al die jaren ervoor. De manier waarop U en Uw personeel mij steeds te woord stonden, heeft bij mij zeer veel indruk gemaakt. Op een zeer ontspannen en vriendelijke wijze werd ik altijd ontvangen, bij de balie, in de spreekkamer. In deze "gelagkamer" – de wat speelse vergelijking dient U mij te vergeven – ontmoette ik U als mijn huisarts, altoos blijk gevend van deskundigheid, geest en humor. Uw dankbare patiënt, ...'

Dit briefje heb ik tijdens een koffiepauze met zorgvuldige dictie voorgelezen aan mijn collega's en de praktijkassistentes. Toen het milde gelach verstomde, spraken wij over alle cadeaus die wij in de loop der jaren als huisartsen kregen, en die wij – als niet-hoogwaardigheidsbekleders – gewoon mogen houden. Wat waren voor mijn collega's, naast kaarten en onvermijdelijke bloemen en taarten, de hoogtepunten?

Renée: 'Een kaartje voor een Rolling Stones-concert.'

Joost: 'Een aquarel die zo foeilelijk was dat je hem bij daglicht niet aan de straat dorst te zetten, maar die ik in een vlaag van helderheid cadeau deed aan mijn schoonmoeder. Mijn reputatie kan sindsdien niet meer stuk.'

Pieter: 'Een boek dat ik kreeg... namelijk het boek dat ik drie jaar daarvoor aan diezelfde patiënt had uitgeleend.'

Toen het mijn beurt was, overviel mij een lichte weemoed. Ik moest terugdenken aan mijn grootvader, een veellezer. Plus diens verhaal over het cadeau dat hij kreeg van een boer. Deze leidde op een dag een varken naar de praktijk, keelde het en slachtte het verder vakkundig. Het 'haafverke' (zoals dat in de lokale taal heette) hing hij aan een ladder die hij tegen de muur van de praktijk plaatste. Daar hing, amper een uur na aankomst van de boer, een dampend varkenslijk. Met daaronder een emmer ('Voor het bloed, kan u zelf balkenbrij maken, blijven roeren hoor!'). En de boer vertrok, hand tegen de klep tikkend als groet. In die tijd was dat een godsgeschenk, en puur kapitaal, want varkens en koeien waren toen monetaire eenheden. Mijn opa kreeg dus eigenlijk geld! Deze herinnering was de aanleiding voor mijn antwoord bij de rondvraag: 'De twee-euromunt die ik een maand geleden kreeg van mevrouw A, aangeboden met trillende handen.'

Mijmerspreekuur

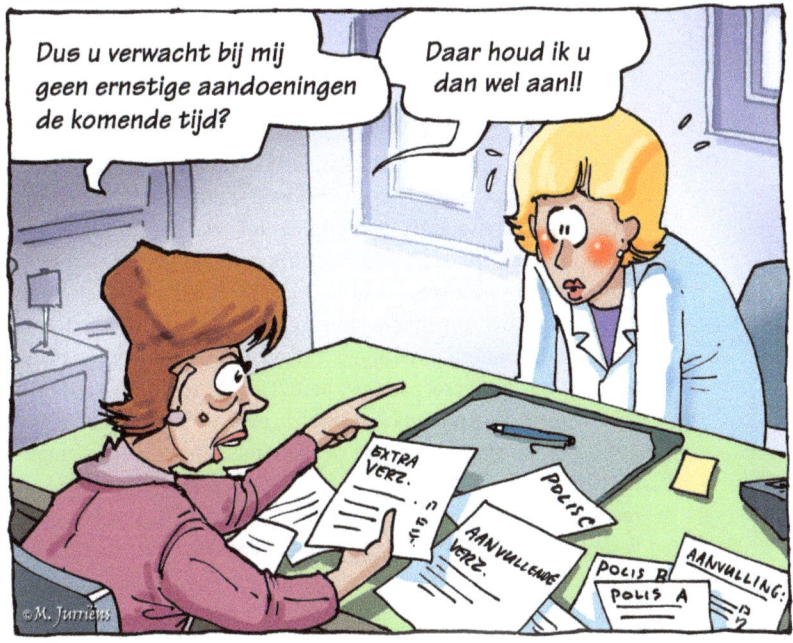

Je hebt zo van die dagen. Het spreekuur verloopt gladjes, echte moeilijkheden zijn er niet, er gebeurt nauwelijks iets opmerkelijks. Geen klagen, geen zeuren; louter welwillende, begripvolle oren. Ik overleg met mijn patiënten wat te doen bij hun nog steeds iets te hoge cholesterolgehalte, verstuikte enkel, uitblijvende zwangerschap, persisterende hoofdpijn, zorgen over een mogelijke leerachterstand bij een kind en ga zo maar door. Mijn rol is die van raadsman-aan-de-zijlijn, die zijn mening niet dwingend oplegt maar zijn adviezen zodanig verwoordt dat er nauwelijks aan valt te ontkomen. En de patiënten gaan daarin mee, op zo'n dag als deze. Het zijn deze weinig spectaculaire dagen die mij als huisarts heel erg bevallen en mij zelfs een zeker geluksgevoel geven. Want dit soort spreekuren vormen - onzichtbaar voor beleidsmakers en verzekeraars - het hart van de huisartsgeneeskunde en misschien zelfs, denk ik op balorige momenten, van de geneeskunde zelf. Dagen als deze doen mijmeren.

Het gaat me om een principiële kwestie: het zelf bepalen van het leven dat men wil leiden. Hier kunnen anderen per definitie niet uitmaken wat voor de betrokkene goed is. Wel of geen kinderen, afbreking van de zwangerschap, een neuscorrectie, ondersteuning bij het dagelijkse wassen en aankleden, de wijze waarop men naar het onvermijdelijke sterven wil toeleven. Non-directiviteit - zoals dat heet - is er de bepalende, professionele norm. Deze non-directiviteit is de fundamentele waarde van onze beroepsethos, lijkt mij. Wat mogelijk en nuttig is bepalen arts en patiënt, en niemand anders, in de mini-arena van de spreekkamer. Althans, tot enkele jaren geleden. Toen gingen externe factoren de 'onderhandelingen' tussen arts en patiënt, en daarmee dus ook het beroepsethos, beïnvloeden. In dit verband is het bijvoorbeeld tegendraads wanneer de overheid regulerend optreedt door een uitbreiding te bepleiten van screeningsmogelijkheden tijdens de zwangerschap onder de 36 jaar (de bloedtest). In veel landen laat men dit over aan zorgvragers en zorgverleners of aan de markt. De beroepsethische norm richt zich naar wat mensen zelf als hun zorgbehoefte zien. Nog verwarrender wordt het wanneer onder druk van kostenbesparing allerlei maatregelen worden opgelegd, zoals het niet vergoeden van IVF-behandelingen. Overheidsbemoeienis, en zeer zeker de economisering van de zorg, zetten de arts-patiëntrelatie steeds meer onder druk. En dus de essentie van onze beroepshouding. Zijn wij ons daarvan eigenlijk wel bewust?

Misschien is dat, denk ik nu, mijn hoofdbezwaar tegen het nieuwe zorgstelsel. Laat ik een vergelijking maken met het onderwijs. Zelf heb ik een klassieke gymnasiumopleiding achter de rug. Keuzevakken waren ondenkbaar in die dagen; ik moest leren wat ik geacht werd te leren. Geen discussie. Mijn kinderen zijn geslachtofferd in het moderne onderwijs: nog voor de puberteit met zijn volle gewicht doordrong in hun hersenen en lichamen, hadden zij via hun keuzepakket – onkundig, onwetend nog – een paar toekomstmogelijkheden afgesloten. Spijt komt achteraf, ook bij hen. Maar de realiteit bleek onomkeerbaar. Zo zal het ook in het nieuwe zorgstelsel gaan: mensen moeten vooraf beslissen welke behandelingen zij in de toekomst wellicht nodig hebben buiten die van het basispakket. En die beslissing vooraf wordt vastgelegd in een aanvullend pakket. Dat is een onmogelijke eis, die bovendien tweedeling in de zorg eerder bevordert dan tegengaat. En het is de nekslag voor non-directiviteit. Hoe directief die patiënt *straks* wil zijn, moet hij *vooraf* inschatten... In veel gevallen zal hij monddood blijken. De huisarts is dan, behalve raadsman, in veel gevallen de bezorger van slecht nieuws. Tegen elke wil en zonder enige dank.

Die fijne mijmerspreekuren van nu, wat zal ik ze missen...

Beoordelaarsleed

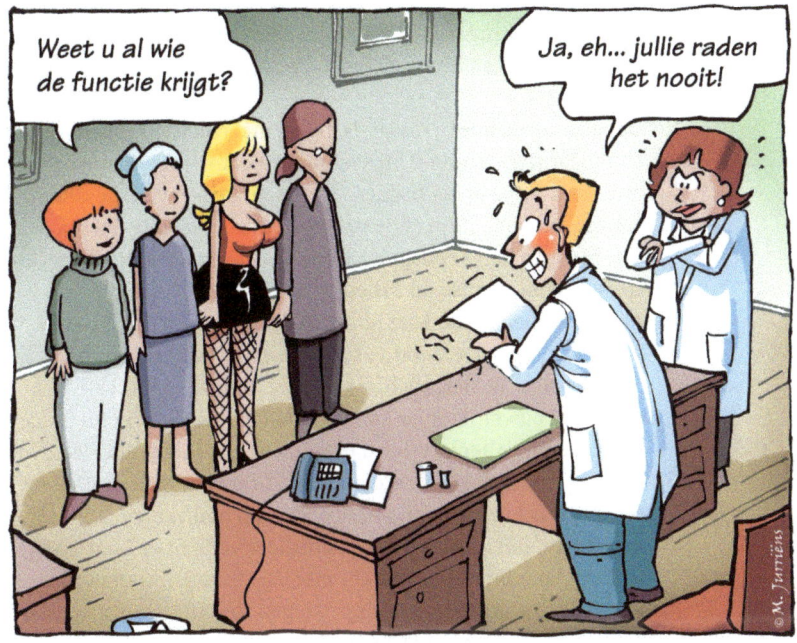

'In mijn tijd...' Wie zo begint, verraadt zijn leeftijd min of meer. Dus toch maar een ander begin zoeken. Oorspronkelijk ben ik onder meer huisartsgeneeskunde gaan studeren omdat ik niet in het gewone bedrijfsleven aan de slag wilde. Eigenzinnig? Ja, toen al. Het woord 'manager' bestond destijds nog niet, maar aan het feit dat deze overbodige functie sindsdien aan een gestage opmars bezig is, ontleen ik nog altijd mijn gelijk wat betreft mijn opleidingskeuze. Regelen? Managen? Brrr. Ik moest er niet aan denken. Maar het lot stak een mes in mijn rug: de laatste jaren word ik steeds meer gedwongen in een deeltijd-keurslijf als manager, alleen al omdat een huisarts hulp en dus personeel nodig heeft. Dit brengt mij op het thema personeelsbeleid.
Zoals gezegd, ik heb er niet voor geleerd, dus ik vond mijn eigen Gouden Standaard uit. Mijn uitgangspunt was eenvoudig: iedere

assistente die solliciteert, heeft het vereiste diploma, en dus kan elk van hen - mits de belangstelling oprecht is - die baan aan. Vragen naar motivatie en zo, deed ik nimmer. Nee, ik hield het simpel. Als iedereen op papier geschikt was, keek ik naar uiterlijk en uitstraling. In die volgorde, geef ik toe. In een kleine groep is maar één ding belangrijk: past iemand wel of niet bij 'de club'.

Dat ging altijd goed. Totdat de groepspraktijk werd ingericht, en er almaar meer mensen bij kwamen, zodat wij een heuse sollicitatiecommissie nodig hadden. Ik was onderdeel van die commissie en hanteerde mijn oude stelregel. Maar ik delfde het onderspit bij mijn jonge collega's, die de kunst van het sollicitatiegesprek voeren uitstekend beheersten.

Als oudste heb ik één keer mijn zin doorgedreven, bij de aanname van Margriet. Toen ze binnenkwam, 'viel' ik voor haar. Ze leek op een oude jeugdliefde, was fris, monter, vrolijk en bovenal vrouwelijk. Mijn collega's hadden twijfels. Ik niet, dus ik zette door. Allengs bleek dat mijn collega's gelijk hadden, hoezeer ik Margriets manco's ook trachtte te maskeren. Het eerste jaar was bijna voorbij, en ik ontkwam niet aan de druk: ik moest haar ontslaan. Ik! Die zo hopeloos verliefd op haar was! Ik vroeg haar bij mij te komen, met lood in mijn schoenen en broekspijpen. Knipogend ging zij tegenover mij zitten. 'Mag ik eerst wat zeggen, voor je begint?', vroeg ze. Dat mocht (elk uitstel was mij lief). 'Eh, ik vind het vervelend voor je, maar ik neem ontslag, want ik ben zwanger.' Zelden was het toeval mij meer ter wille. Op slag geloofde ik in een voorzienigheid en ik weet nu niet meer wat ik destijds verzon als reden voor het gesprek met haar. We hebben nog steeds contact.

Dit voorval werd fijntjes gememoreerd door een collega, toen wij laatst de beoordelingsgesprekken evalueerden. 'Je bent een stijfkop met hyperindividuele criteria', verweet hij mij. Wat had ik misdaan? Hadden wij niet allemaal hetzelfde beoordelingsformulier gebruikt (tegen mijn zin, dat wel)? Welnu, ik had een criterium toegevoegd. Waar mijn collega's - zo bleek - veel aandacht hadden besteed aan 'klantvriendelijkheid', stond ik bij dit punt nauwelijks stil. Mijn diepgaande aandacht ging uit naar 'doktersvriendelijkheid'. Wat ik daaronder versta? De mate waarin assistentes mij de patiënten van het lijf houden van wie zij weten dat ik een hekel aan ze heb. Zoals de cholesterolzeveraars en andere preventiejunks. Ja, ik geef toe, dat ik daarmee mijn collega's dus extra belast. Maar is dat zo erg? Ieder zijn hobby toch? Dus ook ieder zijn antipathie.

Men heeft mij uit de personeelscommissie verwijderd. Tot mijn verbazing. Wat is er mis mee als je beoordelaarsleed kunt omsmeden tot beoordelaarswinst?

Zekerhedenverlies

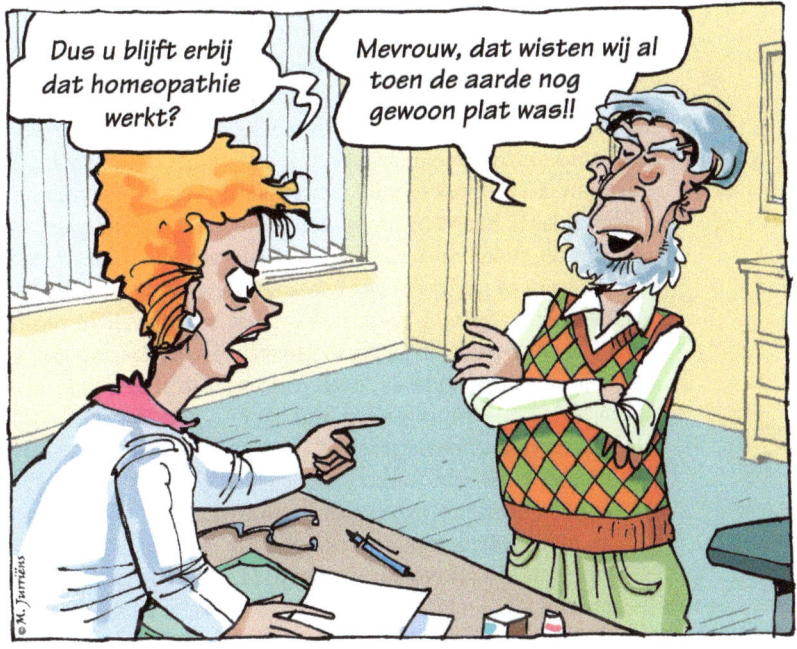

Wat doe je 's avonds na een lange praktijkdag? Ik mag dan graag een beetje sporten (maar toegegeven, liever sport kijken), een boek lezen (van het genre 'eenvoudige literaire thriller', overschat mij in vredesnaam niet) of een film kijken. Wat ik eigenlijk nooit doe: de vakliteratuur doornemen. Ik heb abonnementen op NTvG en H&W, en ben geabonneerd op de *newsalerts* van het BMJ. In druilerige weekends vind ik wel eens een uurtje de tijd om de boel door te bladeren. Schiet ik tekort? Voor mijn gevoel niet. En mijn verstand voegt daaraan ook een beetje ratio toe. Want ach... de meeste klachten gaan nog steeds vanzelf over. Daarover hoef ik mij dus niet zo nodig bij te spijkeren. Ik neem aan dat ik niet de enige ben die er zo over denkt. Eigenlijk ken ik er maar eentje - hij is er hoogleraar mee geworden - die smikkelend en kwijlend achter de brievenbus wacht op de komst van weer een vakblad. Een zeldzaamheid, denk ik. Hoop ik.

Wat ik wel spel: de kranten, inclusief de wetenschapsbijlage. Zo heb ik toch het idee dat ik mijn status als *homo universalis* nog een beetje in stand houd, uitsluitend voor mijzelf natuurlijk. Daarbij ben ik volks genoeg om mij vooral te verlustigen aan debatten of – nog liever – aan klassieke welles-nietesspelletjes.

Een paar jaar geleden las ik dat The Lancet in een groot overzichtsartikel 'definitief vaststelde' dat homeopathie niet werkt. Ik gromde goedkeurend (wie niet?) en had plotseling weer een sterk vertrouwen in de toekomst van de mensheid. Totdat ik half januari een stuk over dit Lancet-onderzoek, plus de reacties daarop, las in het NTvG. Oeps, er bleef niet zo heel veel over van het Lancet-onderzoek dat, ik noem slechts een enkel puntje, niet voldeed aan de regels van de meta-analyses zoals die enkele jaren geleden zijn opgesteld (niet dat ik van het bestaan van die regels wist, maar vooruit). Ik raakte in gewetensnood. Wat nu?

Bij alle ellende in dit leven, heeft de mens toch al zo weinig zekerheden. Als die wegvallen, wat dan?

Ik bedoel, veronderstel dat:
- homeopathie echt werkt,
- en Ajax nooit meer goed gaat voetballen,
- en Rita Verdonk nimmer opstapt,
  dan ga je al snel ook vermoeden dat wellicht de aarde zelfs plat is!

Journalist Hans van Maanen toonde destijds de moed, het doorzettingsvermogen en de koppigheid om de oorspronkelijke stukken uit de Lancet, plus de ingezonden brieven, te lezen en te vergelijken met de samenvatting in het NTvG. Messcherp constateert hij dat het NTvG de discussie volstrekt verkeerd samenvat. Enerzijds vormde dat een troost, want mijn eigen vooroordeel over homeopathie werd weer bevestigd. Het leverde mij zelfs direct financieel voordeel op: ik heb mijn abonnement op het NTvG meteen opgezegd. Ik bedoel, ook wat je níét leest, moet kloppen... Anderzijds viel toch ook weer een van mijn weinige zekerheden weg: de geloofwaardigheid van het NTvG.

Mijn hemel, wie moeten wij nu nog geloven?
Spits?
Metro?
H&W?
Oh, horror!

Natuurbescherming

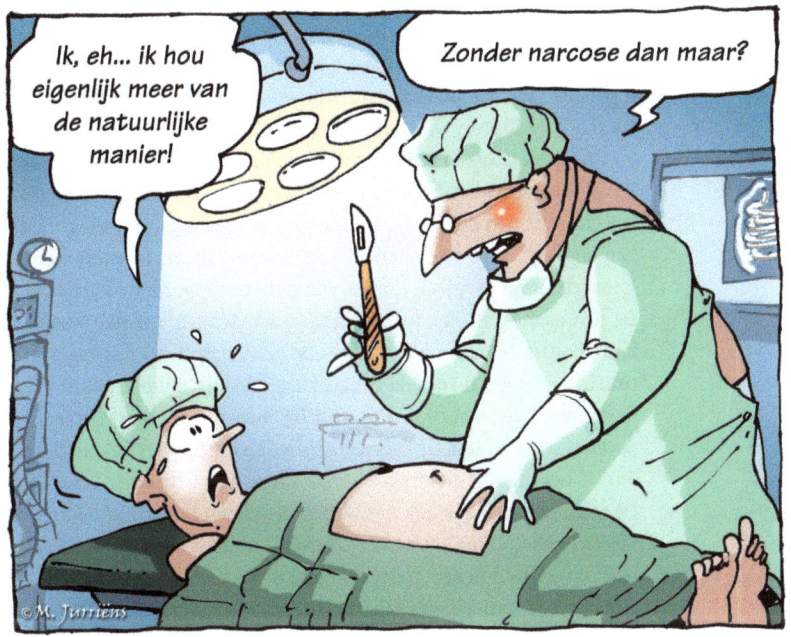

'*Maar dat is onnatuurlijk...!*' Dit argument kom je veel tegen in de krant, vooral als het gaat over biotechnologische innovaties als klonen en stamceltherapie. Onderschat wordt echter de mate waarin het argument van 'natuurlijkheid' ook in de spreekkamer aan bod komt, in gesprekken met patiënten over 'gewone' dingen. Toen ik daar eenmaal oog voor had, ging ik erop letten. Waar sprak ik in 2006 zoal over met 'mijn volk'? Heel vaak over de ophokplicht en het al dan niet vaccineren van pluimvee. Verrassend, want ik besefte niet hoeveel hoenders en hanen in mijn praktijk scharrelen. Daarnaast is het opvallend dat de huisarts, blijkbaar, een vertrouwder gesprekspartner is dan de dierenarts. Met twee stellen besprak ik hun kinderwens die maar niet vervuld werd, en hun keuze om al dan niet het 'medisch circuit' in te gaan, tot aan IVF. Ook had ik een gesprek over mogelijke euthanasie: 'Hoe pijnlijk is een natuurlijke dood voor mijn man, dokter, en wat voelt hij bij euthanasie?' Te pas en te onpas komt het thema aan de orde in gesprekken over de zin en onzin van screening: 'Laat ik maar gewoon afwachten, dokter, dan zien we wel wat er gebeurt. Laat de natuur maar z'n werk doen.'

Bij al deze onderwerpen, in allerlei gedaantes, dook het argument op van 'tegennatuurlijk'. Een merkwaardig argument eigenlijk, want wat is 'natuurlijk' en wat is 'kunstmatig'? En waarom verklaren wij 'natuurlijkheid' soms heilig?

Een alledaags dilemma dus, met een filosofische achtergrond. Denk ik. Helaas ben ik slechts een filosoof van zaterdagbijvoegselniveau, dus van de koude en niet van de warme grond, maar ik doe een poging... Wie streng kijkt, ziet 'natuurlijk' als identiek aan 'biologisch'. Biologisch is alles wat genetisch wordt overgedragen. De rest is cultuur... en (verdedigbaar) onnatuurlijk. Onze levens zijn doordrenkt van niet-biologische kenmerken, en dus tegen-natuurlijk. Dat geldt voor de geneeskunde in zijn geheel. Want van de eenvoudige leesbril, via plastische chirurgie tot aan cosmetische psychofarmaca: het zijn verworvenheden buiten het natuurlijke om. Is het erg dat die dingen in wezen onnatuurlijk zijn? Nee. Daarom gebruikte ik ook het woord verworvenheden. Wie kan – om bij dit eenvoudige voorbeeld te blijven – zonder leesbril? Sterker nog: wij ontlenen een groot deel van de zingeving van ons leven aan dit soort onnatuurlijke dingen. Auto, huis, mode: zij bepalen mede wie wij zijn. En dat vinden we prettig; dat willen we ook uiten. Dat deze zaken onnatuurlijk zijn, schuiven we dan onder het vloerkleed. Maar wanneer het geneeskundig handelen betreft, gaat menigeen zich plotseling ongemakkelijk voelen. Het onderbuikgevoel knort: 'Hier deugt iets niet!' Onze houding tegenover vooruitgang is dus per definitie ambivalent.

Ook de huisarts staat wat dubbelhartig tegenover natuurlijkheid. Enerzijds verwijst hij soms apetrots op het 'natuurlijk beloop'. Anderzijds doet hij niet moeilijk als het gaat om almaar ingrijpen in de natuur van zijn patiënten. Dat moet ook. Dat hoort zo. Het is zijn taak. Hoe je het ook bekijkt: hielprik, aspirientje of antibioticum zijn *fremdkörper*, indringers, kunstmatige ingrepen. En wie flesvoeding voor zuigelingen als zodanig beschouwt, ontkomt niet aan de conclusie dat de natuurlijkheid van de mens hooguit een enkel uur ongeschonden blijft.

Dus als ik de strenge denktrant van sommige patiënten volg, is het werk van de huisarts natuurlijk... onnatuurlijk!

Snaterspreekuur

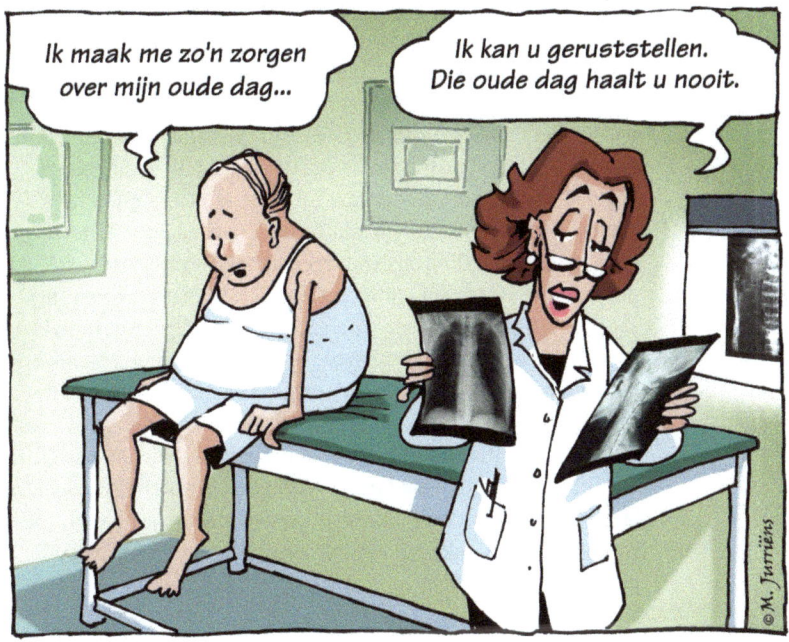

Zie je iemand oud worden? In de spiegel gelukkig niet, op voorwaarde dat men er regelmatig in kijkt. Iedere ochtend, mijzelf ziend in de badkamerspiegel, is mijn beeld identiek aan dat van gisteren. Geen spatje ouder geworden. Dat is schijn natuurlijk, want wie oude vrienden na jaren ontmoet, kent de gesel van de tijd, die diepe sporen op het gelaat achterlaat. Ook patiënten die zelden komen, zie je verouderen. Dat krijg je door sprongsgewijze bezichtiging.
Ouderdom is een luxeprobleem, historisch gezien. Eeuwen geleden maakte de mens zich niet zo druk over zijn toekomst of oude dag. Die kwam gewoon zelden. Maar de wens van een lang leven is van alle tijden. Sterker nog, die wens vormt de bakermat van de geneeskunde. Gelukkig kon de vooruitgang de mens van dienst zijn. Hij werd welvarender en kon zich daardoor beter en gevarieerder voedsel veroorloven, zodat hij langer gezond bleef.

Hygiëne hielp ook aanzienlijk, evenals de – substantiële - bijdrage van onze geneeskundige voorgangers (met antibiotica voorop). Al met al huppelde de levensverwachting vrolijk vooruit en deze is, meen ik, tussen 1900 en 2000 ongeveer verdubbeld. Prachtig, ongetwijfeld. Maar werd de mens er gelukkiger van? Artsen zeker, patiënten veel minder... Dit vraagt om toelichting. Artsen (vooral degenen die geen patiënten zien, vermoed ik), wetenschappers en beleidsmakers zijn uiterst optimistisch over de toekomst. Zó optimistisch dat zij werken aan de positieve beeldvorming over ouderen als 'vermogend, actief en gezond'. Het lijkt erop dat succesvol ouder worden een dogma is geworden. Patiënten zullen ook wel lezen dat zij 'vermogend, actief en gezond' zijn, maar constateren dagelijks dat het voor hen, persoonlijk, uitpakt als 'arm, tam en krakkemikkig'. Het individu, zo leert me een publieksenquête, heeft weliswaar een redelijk vertrouwen in de geneeskunde, maar is ook heel bang voor het krijgen van allerlei ouderdomskwalen. Dat begrijp ik goed, want die angst lees ik dagelijks in de ogen van vooral oudere patiënten. In verschillende gradaties, want een beginnende diabetes op latere leeftijd leidt meestal tot amechtig schouderophalen, terwijl bij de eerste tekenen van een mogelijke dementie de dolle paniek meteen toeslaat.

Er zijn nogal wat randgroeperingen in de samenleving. Asielzoekers, verslaafden, zwervers en niet-verzekerden, om er maar een paar te noemen. Tot die randgroeperingen behoren ook de oudere mensen, hoewel zij als geheel een grote groep vormen. Toch parkeren wij, als maatschappij, ouderen te snel en nemen wij, als huisartsen, vaak te weinig tijd voor hen. Aan die ophokmode in verzorgings- en bejaardenhuizen kunnen wij niet veel doen; voor de nog thuiszittende oudere die bang is voor allerlei kwalen des te meer.

Laatst sprak ik een oud-studiegenoot, in zijn wilde jaren een overtuigd Trotskist, nu nog steeds een bevlogen huisarts. Hij heeft wekelijks een zwerversspreekuur. Dat levert kostelijke verhalen op. En het zette mij aan het denken. Drie maanden geleden introduceerde ik... een ouderenspreekuur! Eenmaal per week. En het is een succes! De mensen vechten bijkans voor een plekje. Dat is mooi, want het moet ook iets exclusiefs houden. Kost het mij tijd? Ja. Meer tijd dan anders? Zeker, maar ik doe het graag. Alleen al het luisteren naar de verhalen is fantastisch. De wachtkamer is die middag een soort ontmoetingscentrum waar oude bekenden elkaar treffen. En waar ik het meest van hou, is het geluid van stemmen dat zachtjes doordringt tot in de spreekkamer. Waar de jongere generatie hiphopt, snatert de vorige generatie. Of mijn snaterspreekuur helpt? Bewijzen kan ik het niet, wil ik het niet. Mijn gevoel fluistert mij in dat het 'goed' is. En dat is het belangrijkste orgaan van een huisarts: zijn gevoel.

Arbeidsvitaminen

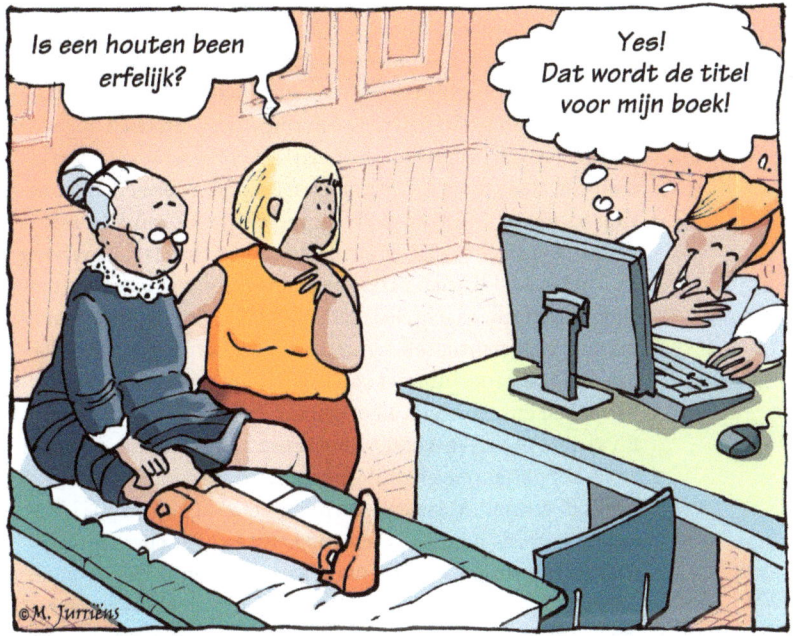

Het programma Arbeidsvitaminen heeft in 2006 het Guinness Book of Records gehaald. Het schijnt het langstlopende radioprogramma ter wereld te zijn. Ik geloof het meteen, want ik kan mij niet anders heugen dan dat dit programma altijd heeft bestaan. Niet dat ik zelf luister, maar mijn ouders waren grote liefhebbers. 'Geen gewauwel, gewoon muziek, en prettige muziek', placht mijn vader te zeggen. Begrijpelijk dat ik mild glimlachte toen ik het bericht over het Guinness Book of Records op teletekst las. Nog begrijpelijker dat de vraag mij bekroop: 'Wat zijn de arbeidsvitaminen voor de huisarts?' Gelukkig is het antwoord gemakkelijk: het arts-patiëntencontact. Laat ik het zo zeggen: wie dat niet vindt, lijkt mij ongeschikt als huisarts. Dat is de reden waarom ik smul van de rubriek 'Praktijkperikelen' in *Medisch Contact*. De herkenbaarheid en leesbaarheid zijn hieraan debet. Het zijn namelijk korte beschrijvingen van een concrete ervaring van een arts in de praktijk. Is dat waardevol? Me dunkt!

Ervaringen van dokters gaan niet alleen over ziektebeelden en patiënten, maar vooral ook over beleidsbeslissingen, waarnemingen, komische situaties, slecht functionerende collega's, bizarre bureaucratische wederwaardigheden, schandelijke misstanden, kolderieke misverstanden enzovoort. Let wel, de Praktijkperikelen gaan niet over klassieke casuïstiek. Waar een casus staat voor een inzichtelijke, gestructureerde presentatie, honoreert een Praktijkperikel een zorgvuldig retorisch opgebouwd verhaal, eindigend met een *clou* of *frappe*. Wie toewerkt naar een clou, moet vanzelfsprekend een niet-formele toonzetting hanteren. Want de drijfveer van de auteur is niet zozeer kennisoverdracht, als wel het delen van een bepaalde 'ervaring' en een bepaald 'gevoel'. Dat kan humor zijn, maar ook ontroering, weemoed, machteloosheid en woede. Er is ruimte voor dramatiek, soap-achtige elementen en een soort reality-tv-werkelijkheid. De aandrijfmotor van een patiëntenverhaal is een betrokken en soms zelfs emotioneel geluid.

Bij al deze positieve woorden hoort een kanttekening... De klad zit in het patiëntenverhaal! De belangrijkste oorzaak is het elektronisch dossier. Moesten wij vroeger goed kijken en goed luisteren (nog steeds natuurlijk) en ondertussen alles opschrijven, daar tikken wij nu slechts enkele kernwoorden in de computer. Collega's zullen dezelfde ervaring hebben: wij noteren niet meer die kleine opmerkelijke details die recht doen aan het volstrekt individuele karakter van juist dat ene consult, en daarmee aan het specifieke 'verhaal' van juist die ene patiënt. Daarmee gaat iets onherstelbaars verloren. Want uit onze summiere beeldschermaantekeningen is het medische verhaal weliswaar nog te reconstrueren, maar niet de menselijke kant ervan. In hun beknoptheid lijken die aantekeningen meer op een grafschrift dan op een verslag van een consult. En een grafschrift is prima om een leven mee samen te vatten, maar het kan geen kwaad om soms wat meer details te weten.

Ik roep dokters op om minstens eenmaal per week een korte Praktijkperikel te schrijven over een voorval dat hen raakte. Als wij dat allemaal doen, ontstaat een canon van schitterende verhalen die – *en passant* – het bestaansrecht van de huisartsgeneeskunde bekrachtigen. En dat kan ook geen kwaad. Belangrijk is echter ook de pure shot arbeidsvitaminen die dat oplevert. Haalbaar? Zeker. Nodig? Ik denk van wel. Huisartsen zijn namelijk biografen in spe.

Lof der discontinuïteit

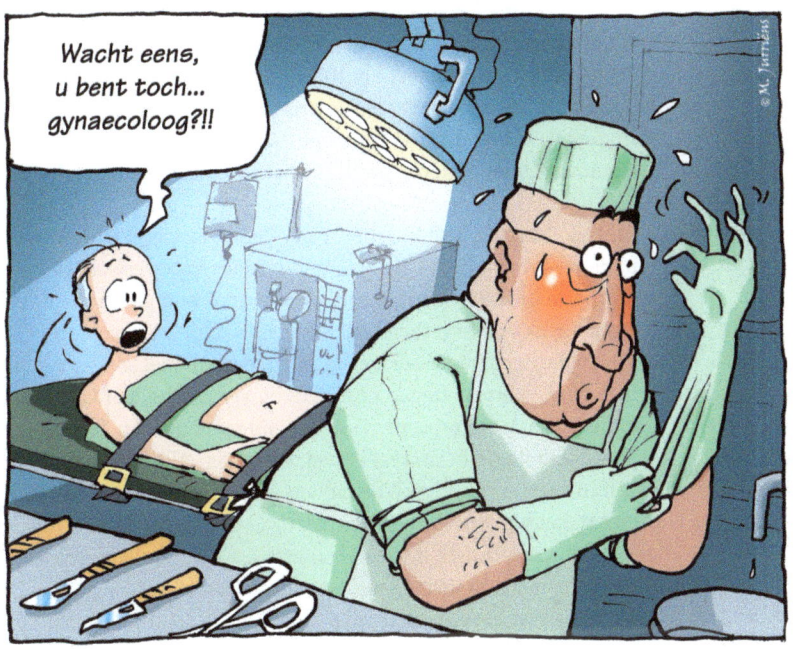

Het beste nieuws is nieuws dat een voorgevoel bevestigt. Dat verleent de mens troost ('Gelukkig, ik vergis mij niet...') en trots ('Ik wíst het wel...!'). Mij overkwam het toen ik las over de Zorgbalans: een RIVM-rapport over de kwaliteit van de gezondheidszorg in diverse landen. Waar wij met z'n allen het adagium uitdragen dat we toch alleszins zorg van prima kwaliteit leveren, stemt de conclusie van het rapport tot nederigheid. De kwaliteit van de Nederlandse gezondheidszorg is in vergelijking met andere geïndustrialiseerde landen van hooguit gemiddeld niveau. Meer niet. Nederland zit niet aan de top, terwijl het toch een van de rijkste landen ter wereld is.
Bij die algemene constatering blijft het niet. Het rapport geeft voorbeelden. De veiligheid van patiënten in Nederlandse zorginstellingen kent grote verschillen. Zo heeft een patiënt na een heupoperatie tussen de 2 en 10 procent kans op een infectie,

afhankelijk van het ziekenhuis waarin hij ligt. In Nederland sterven meer mensen (35 procent) na een hersenbloeding dan het gemiddelde van alle 30 OESO-landen (24 procent). Onnodige pijnbestrijding (mag ik dat 'troostspuiten' noemen?) en valpartijen komen heel vaak voor in Nederlandse verpleeg- en verzorgingshuizen, constateert het RIVM. Chirurgen komen er ook niet best vanaf: ze hebben te weinig ervaring met specialistische ingrepen. Dit omdat ziekenhuizen zich nauwelijks specialiseren. Het maakt voor patiënten echt uit naar welk ziekenhuis zij gaan!

Blijft de huisarts buiten schot? Nee. Gelukkig niet. Zo blijken de patiënten rond alledaagse klachten minder hoge verwachtingen jegens de huisarts te koesteren. Ze proberen hun gezondheid steeds meer zelf te verbeteren. Van de bevolking gaf 37 procent aan in de afgelopen twee weken een geneesmiddel zónder recept te hebben gebruikt (tegen pijn, koorts, verkoudheid of keelpijn). In 1987 was dat 24 procent. Er is dus een toename van de zelfzorg. Geen ramp, zegt u? Dat weet ik nog zo net niet. Alledaagse klachten zijn zo ongeveer de *raison d'être* van ons vak. Bovendien propageren de huisartsenorganisaties al decennialang dat persoonlijke, continue zorg hét handelsmerk is van de huisarts. En laten we eerlijk zijn: dat *was* ooit ook zo. Maar het persoonlijke van de huisarts is allang verworden tot het onpersoonlijke van de groepspraktijk. (Ik begrijp heus wel dat bundeling van krachten nodig is, maar toch...) En de continuïteit van zorg is hooguit een façade. Want als 'huisartsgeneeskunde' zorgt voor 'continuïteit' – dat zegt de Toekomstvisie Huisartsenzorg 2012 – dan geldt meteen dat de hele Nederlandse zorg één Grote Stroom Condities vormt, dankzij roosters en 24-uurs diensten. En dat laatste zal niemand durven beweren.

Ik interpreteer de behoefte aan zelfzorg van patiënten als een afnemend vertrouwen in de huisarts en diens dienstverlening. Steeds minder patiënten hechten aan continuïteit (zo holt de vraagzijde dat begrip nog verder uit). Mensen zijn veel mobieler dan vroeger. Wat zij zoeken, is concrete hulp, bij die ene vraag, gesteld op dat ene moment. De patiënt – ik merk dat ook in de spreekkamer – heeft steeds minder trek in een vaderlijk of moederlijk betoog als hij komt voor een pijnstiller of wat dan ook. Hij wil krijgen wat hij wil hebben. De dokter als kruidenier. De moderne huisarts heeft de durf om discontinu te zijn.

Overlevingskunde

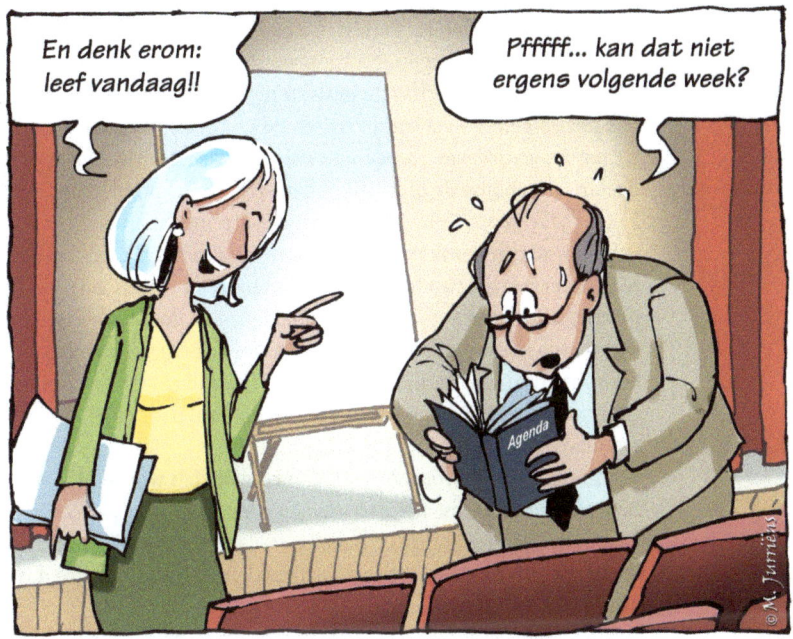

Vroeger maakte je als dokter in je eentje mensen beter. Dat mensen beter maken doen wij natuurlijk nog altijd, maar wel steeds meer met anderen. Een bijkomend effect van al die samenwerkingsverbanden (ook binnen de eigen groepspraktijk), is dat iemand zich geroepen moet voelen om, behalve te dokteren, ook te managen. Dus mocht ik op cursus. Een avondcursus. En dat op mijn leeftijd! Het werd een louterende ervaring. De docent nam meteen het mij bekende woord 'richtlijnen' in de mond. 'Verhip, zij ook al?', dacht ik. Achteraf was het allemaal uiterst genoeglijk, en ik kreeg nog enkele wijze levenslessen mee – in de vorm van richtlijnen dus – en dat kan je van de NHG-Standaarden niet echt beweren... Wijsheid wil gedeeld worden. Dus ik geef u enkele tips van die avond.

Het eerste advies luidt: *geniet traag en werk snel*. Mensen verstaan de kunst niet meer om van dingen te genieten. Zij willen in één dag opschrokken wat nauwelijks in een heel leven valt te verteren. Genieten kost tijd. Neem die tijd. Van werk is het goed, van plezier jammer als het voorbij is. Hierbij past: *leef vandaag*. Niks mijmeren over verleden en fouten. Ga over tot de orde van vandaag. Bereid je voor op morgen. Morgen wordt een goede dag. Laat je niet dwingen tot overhaaste besluiten. Vooruitdenken dus, zegt ook het volgende – voor mij verrassende – advies: *besteed elke dag een heel uur aan plannen, dromen, uitwerken en denken*. Heroverweeg je doelen. Beschouw de mogelijkheden. Overpeins problemen. Schrijf ideeën op. Goh, ik wist niet dat dit 'mocht'.

Echt huisartsgeneeskundig is: *redeneer vooral nuchter*. Trots keek ik rond, met een air van 'dat doe ik al jaren'. Een cursus volgen is prettig als dit soort troost wordt geboden. Een doordenkertje: een verstandig mens geeft de *voorkeur aan mensen die hem nodig hebben* boven mensen die hem dank verschuldigd zijn. Maar hoe om te gaan met mensen die je nodig hebben én dankbaar zijn? Patiënten dus?

Niemand is zonder fouten. Iedereen vergist zich wel eens. Daarom: *maak een lijst met je vergissingen*. Oeps, het lijkt wel een nascholingsbijeenkomst.... Maar *au fond* klopt dat advies. Ik zou echter het lijstje niet al te openbaar maken. Althans, ik doe dat niet...

Tot slot: *schrijf nooit een naar briefje* dat een collega bekritiseert, betuttelt of kwetst. Schrijf dus niet een memo als je boos of gefrustreerd bent. Die les had ik in de praktijk al geleerd. Vaak was ik 's avonds boos op iemand en luchtte ik via de mail (een perfide medium) meteen mijn boosheid. Om bij het ontwaken steeds weer te denken: mijn hemel, waarover maakte ik mij druk?

Voor de goede orde: er kwamen ook andere zaken aan bod, op andere avonden. Personeelsmanagement, planning, projectbeheer en (opvallend genoeg) gesprekstraining. Toch is het avondje richtlijnen mij het meest bijgebleven. Waarom weet ik eigenlijk niet zo goed. Want het zijn natuurlijk geen richtlijnen, en ook geen wijsheden. Het zijn tips hoe te overleven in de jungle van onze maatschappij. Toch nuttig dus. Voor gewone mensen. En voor die andere gewone mensen: dokters.

Vissen

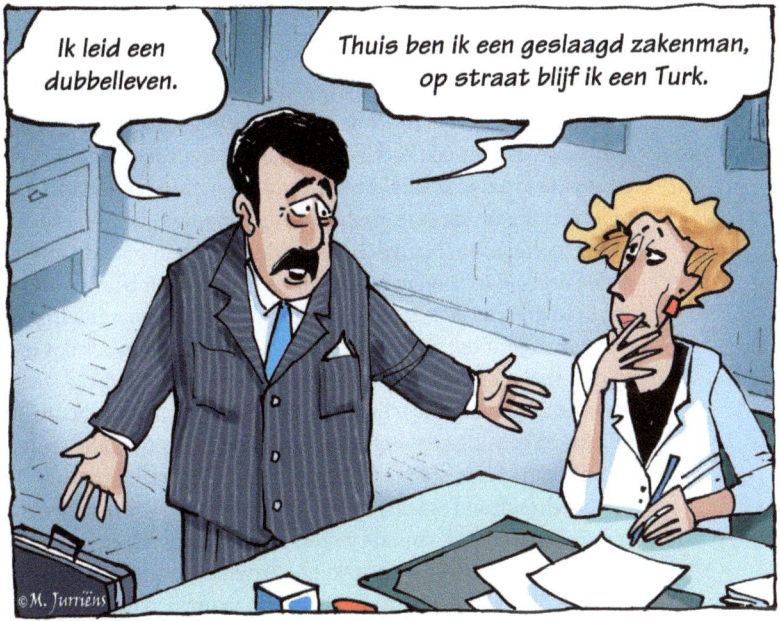

Ik heb het al eerder betoogd: ieder mens leeft een dubbelleven. Minstens. Bijvoorbeeld als echtgenoot en als minnaar. Of als ambtenaar en postzegelverzamelaar. Of als brave manager en XTC-addict. Om een paar willekeurige voorbeelden te geven. Ook ik leid een dubbelleven, al is de oppervlaktespanning daarvan vrij laag, zo op het eerste gezicht. Ik ben namelijk huisarts en huisman. Het opmerkelijke is echter dat mijn beide werelden er toch geheel anders uitzien: als huisman leef ik in een zwart/witfilm, als dokter in een *technicolor movie*. Hiermee bedoel ik dat ik thuis omringd ben door autochtone Nederlanders (ook mijn kinderen hebben slechts 'blanke' vriendjes en vriendinnetjes), waar de praktijk almaar meer wordt bezocht door mensen van buitenlandse afkomst. Als ik goed nadenk, heb ik mij beide 'rollen' proefondervindelijk eigen gemaakt. Als huisman zeker – mijn oude vader kijkt altijd met een mengeling van afgrijzen en bewondering naar mijn keukenschort – maar ook als huisarts. Is dat laatste verbazingwekkend? Welnee. Want zelfs tot voor kort werd het merendeel van de medisch studenten, net als ik destijds, opgeleid voor een maatschappij die sinds de jaren '50 niet meer bestaat: een mono-etnische en monoculturele samenleving.

Hoe komt het toch dat er zo lang een maatschappelijk verzet bestond – en misschien wel bestaat - tegen multiculturaliteit? Ik heb daarvoor eens een verklaring gehoord. Het zou schuilen in een serie paradoxen in ons zelfbeeld. Zo zou een meerderheid van ons niet met migranten vereenzelvigd willen worden, hoewel één op de zes 'gewone' en 'blanke' Nederlanders een gemigreerde voorouder heeft. Van Hugenoten tot en met Polen of Hongaren. Het strekt in dit land echter niet tot aanbeveling om afstammeling te zijn van migranten. Het vaderlandse parool luidt dan ook dat men zich zo snel mogelijk moet aanpassen. Zeker in de publieke sfeer doet het assimilatiemodel van het mono-etnicisme en monoculturalisme zó grondig zijn werk dat, voor zover mogelijk, alle sporen van het van-elders-afkomstig-zijn worden uitgewist.

Op de achtergrond smeult bovendien nog het laakbare verleden van Nederland als koloniale wereldmacht. De excessen daarbij begaan zijn nog steeds niet erkend. Zo wist een goede vriend van mij, die in Zeeland woont, onlangs nog te melden dat de kranten daar voortdurend spreken over 'slaventransport' en niet 'slavenhandel' (die de provincie 'groot' maakte).

Met vallen en opstaan heb ik dus mijn werk met immigranten moeten 'leren'. In de praktijk die, zoals zo vaak, de beste leerschool bleek te zijn. Het was leren tegen de stroom in: vooral in gezondheidsland denken hulpverleners soms veel te snel dat ze wel weten hoe een probleem in elkaar steekt... Pas in later jaren, toen ook het ondersteunend personeel en collega's steeds meer een multiculturele inslag kregen, vond ik wat vastere grond onder mijn voeten. Want ik kan me nog als de dag van gisteren herinneren hoezeer ik opeens stuntelde met de anamnese, die ik al bij duizenden patiënten had afgenomen, plots gruwelijk falend door mijn gemankeerde Engels, Duits en Frans, en vooral door de mij volstrekt onbekende culturele achtergrond van die allereerste allochtone patiënten. Hoe dat voelde? Als vissen zonder aas. Zoiets.

Scheidsrechtersbal

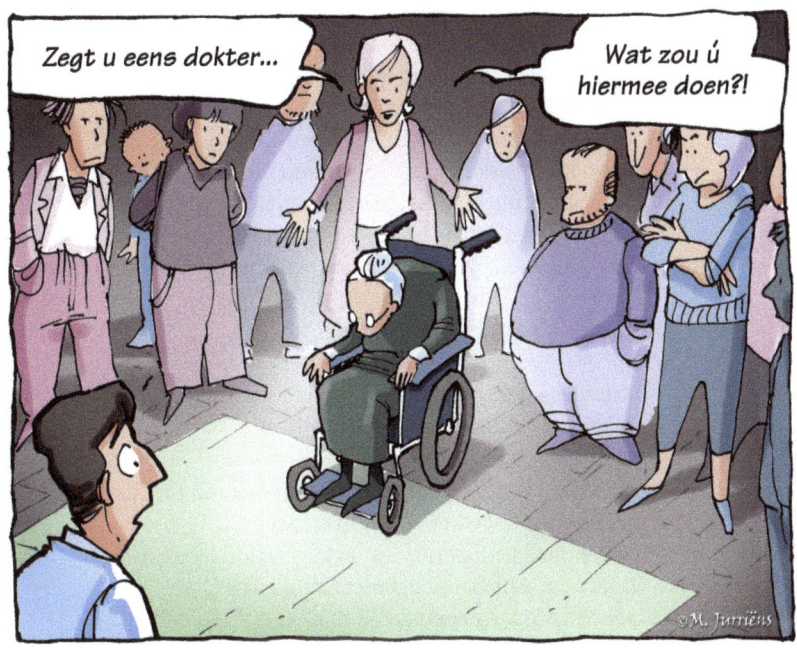

'Dokter, wat vindt u er nou van...?' Zoiets hoor ik dagelijks. Toch blijft die vraag verraderlijk. Zeker wanneer gesteld in een soort familieberaad, zoals mij onlangs weer eens overkwam. Het theater, de kleine huiskamer, was uitverkocht. Het programma was kort, want bestond uit slechts zes letters: moeder. Preciezer geformuleerd: wat moest er met moeder gebeuren? De verzamelde kinderen vormden de jury.
Toos, de oudste, tikte met haar koffielepeltje op de rand van het schoteltje. Ze wenste te beginnen. Zij was altijd al een no-nonsensetype. 'Het gaat niet langer zo. Moeder moet naar een verzorgingstehuis, denk ik. Ze wordt zo dement als een kwartje.'
'Is het nou echt zo erg?', vraagt Pieter.
'Ik kan het weten', snerpt Toos, 'want ik kom er dagelijks. Ze kan niet meer voor zichzelf zorgen. En het is gevaarlijk: ze ver-

geet bijvoorbeeld rustig dat ze water heeft opgezet en als ze daar onverwacht wel aan denkt, vergeet ze het gas weer dicht te draaien onder de lege fluitketel. Trouwens, hoe lang ben jij al niet meer langsgeweest?'
'Rustig', sust Daan, 'dat doet niet ter zake. Laten we vooruitkijken. Willen we haar in een verzorgingstehuis wegstoppen? Zo'n menselijke parkeergarage?'
Toos: 'Bespaar ons je wrange vergelijkingen, alsjeblieft. Bedenk liever een oplossing. Is er een alternatief?'
Dat is er natuurlijk, maar alle kinderen aarzelen om dat als eerste te opperen. Bij de buren jankt de hond, hoor ik.
'Kunnen wij niet met z'n allen voor haar zorgen?' Wie anders dan Toos...
'Ploegendienst, bedoel je?'

Daar vliegen de argumenten als oneliners rond:
'Ik kan zeker niet.'
'Het is toch je moeder?'
'Eenmaal per veertien dagen, meer is voor mij niet haalbaar.'
'Trouwens, jij werkt niet. Jij hebt meer tijd.'
'Jij hebt makkelijk lullen, jij hebt geen kinderen, dus...'
'Hoor hem... Jij woont het dichtst bij haar!'
'Moet ik mijn eigen kinderen soms verwaarlozen?'
Er valt een stilte... En dan, bijna eensgezind, klinkt het unisono:
'Dokter, wat vindt u er nou van...?'

Informele zorg... het blijft een kluwen van argumenten en drogredeneringen. Want wie is er, uiteindelijk, de klos? Degene die dichtbij woont? De dochter die zelf geen kinderen heeft? De zoon zonder werk? Het moederskindje? Lastig. En de kinderen mogen dan graag het doorslaggevende argument – en liefst het finale oordeel – van de huisarts horen. Vandaar die vraag.
Maar als huisarts zie ik mijzelf natuurlijk het liefst in de rol van coach, en zo min mogelijk in de rol van scheidsrechter. Als coach help ik in dit soort gevallen met het wegen van de argumenten. En mocht ik toch in de scheidsrechtersrol worden gedrukt, dan geef ik... een scheidsrechtersbal.

Gemeentewerken

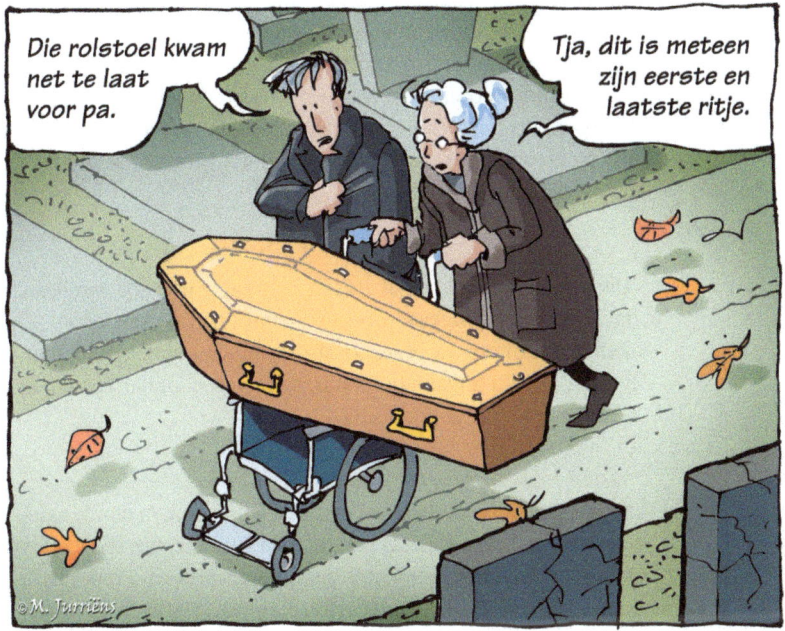

De volgende citaten komen uit correspondentie van een oudere vrouw die voor haar man zorgt. Het echtpaar is boven de zeventig.

Brief van de gemeente
'Uw aanvraag voor een duwrolstoel is ontvangen. Artikel 6.3 sub b van de Verordening Voorziening Gehandicapten bepaalt dat geen financiële tegemoetkoming in de aanschafkosten wordt verstrekt, indien die kosten al vooraf zijn gemaakt. Uw aanvraag voor een handbewogen rolstoel is afgewezen.'

Brief van de vrouw aan de gemeente
'Uw brief heeft mij verbaasd en teleurgesteld. Bij die brief ontving ik ook het boekwerkje "Wet Voorzieningen Gehandicapten". Als ik dat eerder had gekend, zou ik mijn verzoek ook eerder heb-

ben ingediend alvorens "iets" aan te schaffen. Dat "iets" is namelijk geen *handbewogen* rolstoel maar een gewone *duwrolstoel*. De fysiotherapeut vertelde mij namelijk dat ik meer buiten moest komen. Ik kan echter op een geplaveide weg hoogstens 20 meter lopen en op een niet geplaveide weg hoogstens 10 meter en dat vergt zo'n grote inspanning dat ik daaraan niet durf te beginnen. Mijn fysiotherapeut wist een adres voor een goedkope, lichtgewicht rolstoel die de verzekering zou vergoeden. De verzekering verwijst mij echter naar u. Zou u mijn verzoek willen heroverwegen?'

Brieven van de gemeente
'Uw brief beschouwen wij als een bezwaarschrift. De wet bepaalt dat u binnen zes weken antwoord krijgt'. (Zes weken later:) 'Wij nodigen u uit om uw bezwaarschrift mondeling te komen toelichten. Wilt u bijgaande verklaring invullen, ondertekenen en terugsturen?'

Telefoongesprek met een gemeenteambtenaar
'Mijn man kan niet naar het gemeentehuis komen om de aanvraag toe te lichten. Ik zal hem met de auto moeten brengen en de wegen rond het gemeentehuis zijn opgebroken. En ik kan hem in zijn rolstoel ook niet erheen duwen. Dat is te ver. Kan de Commissie Sociale Zekerheid het verzoekschrift niet opnieuw behandelen?' 'Dat is lastig, maar als het niet anders kan... U hoort van ons.'

Brief van de gemeente
'Sedert twee jaar heeft u de beschikking over een scootmobiel. Daarnaast beschikt u over een rollator en een trippelstoel. U heeft geen deeltaxipas maar maakt nog gebruik van uw eigen auto. Eerder lieten wij al weten dat burgemeester en wethouders een aanvraag voor een opvouwbare duwrolstoel afwijzen, als de aanvraag een financiële tegemoetkoming betreft in de kosten die de aanvrager voor de aanvraagdatum heeft gemaakt. U schreef dat u niet geweten heeft dat u eerst een aanvraag moest indienen alvorens iets aan te schaffen. Onbekendheid met de regelgeving geeft geen reden om met terugwerkende kracht alsnog een vergoeding te verstrekken. Uw aanvraag is opnieuw afgewezen.'

Dagboekaantekening van de vrouw
'Mijn man is overleden.'

Tot zover een samenvatting van een horrorscenario dat plaatsvond in het kader van het Persoonsgebonden Budget. Het kostte al met al drie jaar voordat de betrokken instanties erachter waren wat het probleem was. De patiënt was toen al overleden. Leuke vraag voor nascholing: op welk moment en hoe had de huisarts kunnen ingrijpen?

Lichaamsmonteur

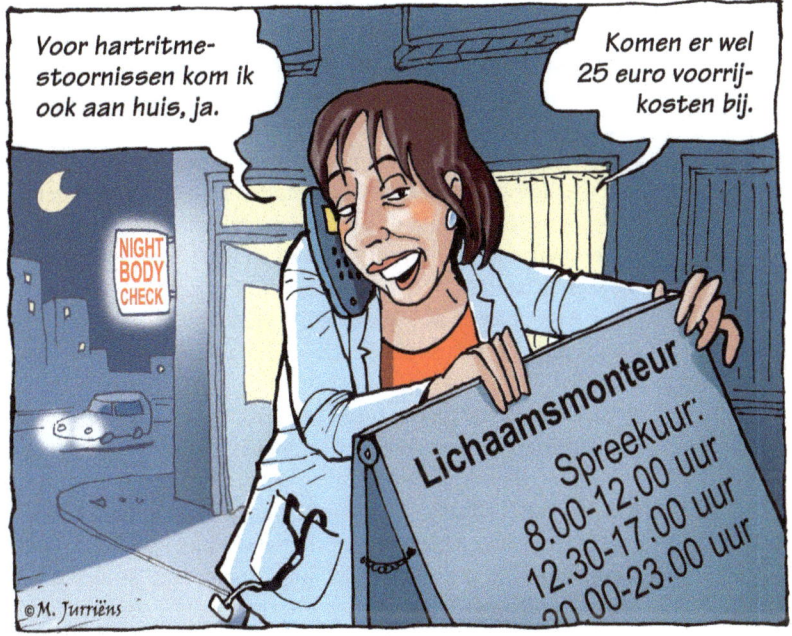

Ik overweeg serieus het vak huisarts eraan te geven. Laat ik dat toelichten. Het NIPO onderzocht in 2006 in opdracht van RTL-Nieuws of Nederlanders de behoefte hebben om 's avonds hun huisarts te bezoeken. Uit het onderzoek bleek dat eenderde van de Nederlanders die behoefte inderdaad heeft, maar hiervoor geen cent extra wil betalen. Het bestuur van de LHV reageerde alert en op zijn Hollands door 'niet meteen nee' te zeggen. 'Maar de discussie over de manier waarop moet nog helemaal van start gaan', verklaarde een woordvoerder. Daar wachten wij dus maar op.
Ik heb lang en aangenaam zitten piekeren over dit onderzoek. Eenderde van de ondervraagden wil het... Is dat nou veel, of is dat nou weinig? Een extra gegeven uit dit onderzoek helpt wellicht, want de respondenten kregen meer vragen voorgelegd. Zoals deze: Wanneer en aan wie bent u bereid extra te betalen?

Dan blijkt uit de resultaten dat men het meest bereid is te betalen voor... een onderhoudsmonteur! De helft van de ondervraagden is daartoe graag bereid. Nou heb ik daar wel enig begrip voor, hoor. Want ik vind ook dat een koelkast moet koelen, een auto moet rijden, een cv-ketel moet verwarmen, een televisie programma's moet uitzenden, en een magnetron moet magnetronnen. Anderzijds geeft het natuurlijk te denken dat een mankement aan apparatuur spoedeisender is dan een mankement aan het lichaam. Dat een defecte versnellingsbak ernstiger is dan een hartritmestoornis. Ik generaliseer nu even, want dat is wel zo leuk. Het is namelijk de enige verklaring waarom een onderhoudsmonteur eerder 'recht' heeft op een extra vergoeding dan een lichaamsmonteur. Het verschil in imago is duidelijk: een dokter moet op afroep gratis zijn werk doen.

Wat te doen? Een fatsoenlijk privé-bestaan dreigt ons te worden ontzegd!

Ik besloot destijds tot een tegen-enquête. Twee weken lang vroeg ik alle patiënten in mijn spreekkamer of zij waarde zouden hechten aan een avondspreekuur. De uitkomst? Ruim 90 procent zei hieraan geen behoefte te hebben. Zit er een bias in mijn onderzoekje, zegt u? Zouden patiënten *face to face* met hun huisarts-die-straks-misschien-de-klos-is niet durven toegeven: 'Ja, ik vind dat je harder moet werken!'?

Klopt, die bias zit er natuurlijk in.

Maar het NIPO-onderzoek deugt ook niet: vraag een willekeurige Nederlander of hij meer geld wil, of de kinderbijslag en huursubsidie omhoog moeten, dan roept hij: 'Ja, natuurlijk!' Dus de vraag of een huisarts ook 's avonds spreekuur moet houden, beantwoordt hij even zo makkelijk bevestigend. Want dat lijkt hem wel handig. En 'je kunt nooit weten waar het goed voor is'. Zolang het maar geen consequenties heeft voor hemzelf (al is het slechts een kleine extra vergoeding).

Toch ben ik tevreden over mijn onderzoek. Want als straks dat avondspreekuur doorgaat, hoef ik niet mee te doen. Ik kan bewijzen dat mijn patiënten het niet nodig achten. En word ik gedwongen tot avondlijk geconsulteer, dan geef ik mijn job eraan.

Dan ga ik bij het NIPO werken.

Jubileumkwalen

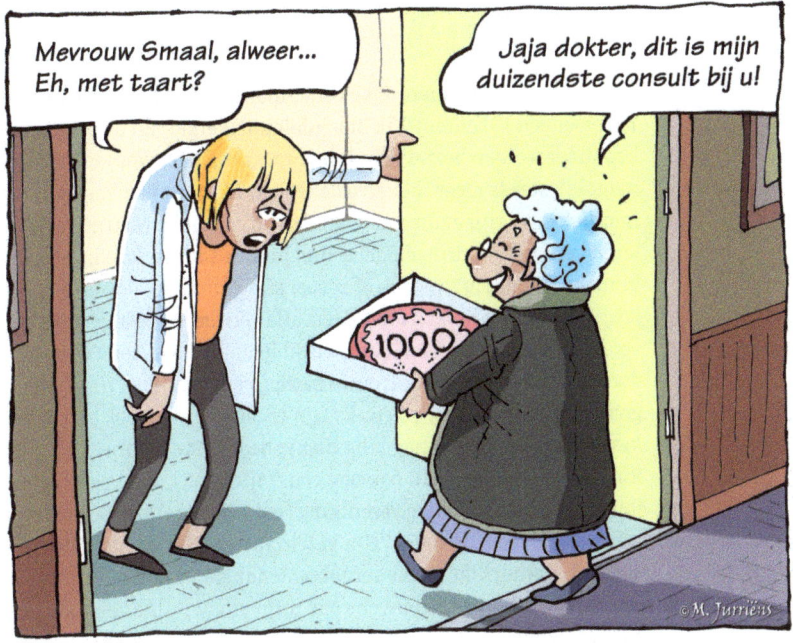

Wanneer het omslagmoment precies kwam? Geen idee eigenlijk. Ik kan mij niet meer herinneren wanneer de lust tot het uitbundig vieren van mijn verjaardag verdween. Vermoedelijk ergens tussen mijn dertigste en veertigste, denk ik nu. De belangrijkste kaarten van het leven zijn dan namelijk geschud: je studie is afgerond, je werkt als huisarts (zonder dat een carrièreswitch nog mogelijk lijkt, maar dit terzijde), het vertrouwen dat je dat vak aankunt is solide, je partner is een rots buiten de praktijkbranding, de hond wordt ook al wat jaartjes ouder en de kinderen groeien op, grotendeels zonder de inspanningen van hun vader. Lees dit alles vooral niet als een teken van somberheid of als oprispingen van een weemoedige geest. Verre van dat. Maar op zekere leeftijd heb je vrijwel alles al een eerste keer meegemaakt. Neem bijvoorbeeld het fenomeen van de eerste liefde. Dat is ons allemaal overkomen, inclusief alle bijkomende gedachten en emoties als: 'dit is uniek' en 'dit gaat nooit voorbij'. De werkelijkheid haalde iedereen vervolgens rechts in. Vanaf die eerste liefde is geen liefde meer zo intens, fris en nieuw. Dat kan ook niet, want voortaan is er een referentiekader. Zo eenvoudig zie ik dat.

Terug naar verjaardagen. Elke verjaardag is een mini-jubileum. Tijd voor een bekentenis: ik heb jubileumallergie. En de prijs voor het ouder worden betaal je in jubileumvaluta. Het worden er namelijk steeds meer. Behalve de verjaardagen van gezins- en familieleden, zijn er die van vrienden en collega's. Naarmate de jaren verstrijken, dringen de 'echte' jubilea sluipenderwijs je leven binnen. De ouders zijn zus- of zoveel jaar getrouwd, je viert je tienjarig bestaan als huisarts (ondanks alle verwoede pogingen dit vooral geheim te houden... er is altijd iemand die je 'leuk verrast' door daaraan te denken), trouwe patiënten vieren hun zilver- of goudkleurig huwelijk, en straks zijn er ongetwijfeld ook nog kleinkinderen. Deze lijst is nog lang niet volledig. Oh, horror.
En dan bestond het NHG ook nog eens vijftig jaar, onze eeuwig jonge wetenschappelijke vereniging (red.: de hatelijke aanhalingstekens rond 'eeuwig jonge' zijn geschrapt...). Het zij het NHG gegund, natuurlijk. En die terughoudendheid in jubileumzaken ligt aan mij, beweert trouwens ook mijn vrouw. Als anderen zijn aangestoken door jubileumkoorts, trek ik mij meestal terug, met of zonder smoes. Uitzinnig feestvieren is niets voor mij. Dat zegt dus niets over de feestvierders, maar alles over ondergetekende. Waar komt die allergie vandaan?
Koppigheid? Dat kan. Eigenwijsheid? Wis en drie. Maar ik denk zelf dat het complexer ligt. Ik houd in het leven van de onverwachte wendingen, ten goede en ten kwade. Het volle leven, zogezegd. En jubilea doen alles zoveel eenvoudiger lijken, alsof het leven al bijna achter de rug is. Laten wij wel wezen: ieder mens, elke organisatie, hoort graag anekdotes over zichzelf. Brokstukken die langzaam maar zeker de vorm aannemen van een kleine geschiedenis. Verhalen die door de jaren heen een eigen mythe worden, omgevormd tot liedjes op een trouwpartij, en eventueel nogmaals gerecycled bij een gouden huwelijksfeest. Van dat proces gruw ik. Al wens ik de feestvierders natuurlijk van harte een hoge jubileumkoorts!

Boekenwijsheid

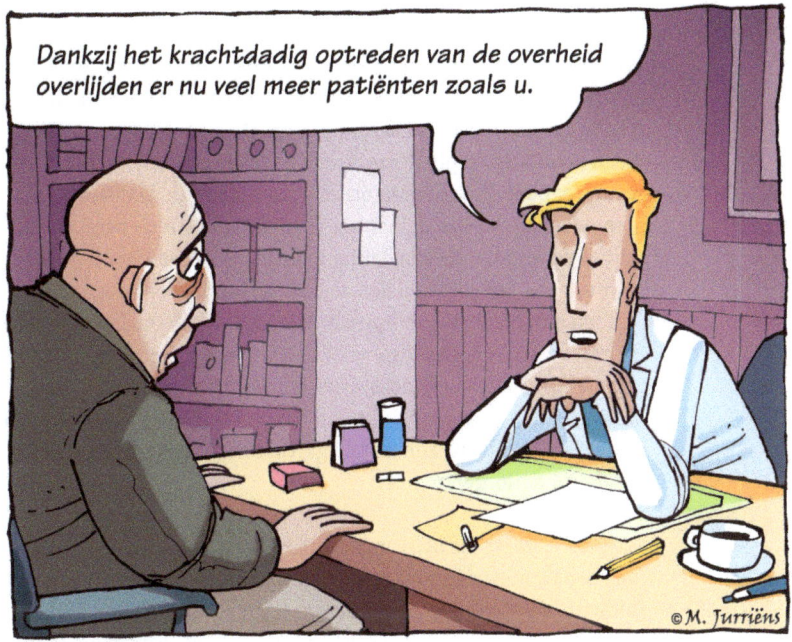

Wat doet een dokter in zijn vrije tijd? Niet veel, althans ik niet... Ik ben niet het type om romans of zo te lezen, of naar de bioscoop te gaan. Aan verzinsels heb ik, buiten de spreekkamer, nauwelijks behoefte. Ik lees graag en goed de krant, een weekblad (het Vrij Nederland van vroeger is allang ingeruild voor Elseviers Magazine) en – tja – toch de vakliteratuur. Zo goed en zo kwaad als het kan. Nauwelijks boeken dus.
Maar nu las ik toch zoiets moois! Het proefschrift van de Leidse collega Har Meijer, met de titel 'Het vuil, de stad en de dokter'. Uitgegeven op groot formaat, schitterend geïllustreerd, en bijna pijnlijk herkenbaar om te lezen ondanks het historische onderwerp: het functioneren van dokters tijdens cholera-epidemieën in het 19e-eeuwse Leiden. De dissertatie is bijna een jaar oud. Hoe bestaat het dat er nooit een recensie van dit proefschrift in H&W stond?

Onze 19^e-eeuwse collega's werkten zich het leplazarus. Zoveel is zeker. Zeker als het de armenzorg betrof (en de meeste mensen in Leiden waren toen straatarm). Er is een brief bewaard gebleven van ene dokter Dozy aan een Raadscommissie die onderzoek deed naar de behandeling van armen in het stadsziekenhuis. Met gepaste middelen probeert Dozy ziekte in 'haar beginsel' te voorkomen of te stuiten. Hij doet zijn best waar mogelijk mensen te genezen; een inspanningsverplichting, zo lijkt het, en geen resultaatsverplichting. Laat ik Meijer citeren: 'Helaas wordt er door de patiënten ernstig misbruik van de dokter gemaakt, bijvoorbeeld door het voorwenden van ziekten om van de armbezorgers meer bedeling te krijgen, verder door het gebruik van geneesmiddelen zoals levertraan voor andere doeleinden dan waarvoor voorgeschreven, en ten slotte door het consulteren van de geneesheer voor het minste of geringste verkoudheidje.' Dozy kan over deze situatie niet zijn beklag doen tegen de patiënten, zo meent hij, want dat zou ten koste gaan van zijn reputatie. Al ploeterend ziet de gefrustreerde dokter soms wel negentig patiënten per dag.

De brief dateert uit 1847, maar afgezien van het huiveringwekkende aantal patiënten kon de klaagzang afkomstig zijn van een huisarts van, pakweg, 160 jaar later. Dit terzijde. Belangrijker lijkt mij de constatering dat het gevecht tussen artsen en de, in dit geval lokale, overheid ook van alle tijden is. De mysterieuze cholera was toen berucht: alleen in Leiden waren er in de 19e eeuw maar liefst vier epidemieën. Natuurlijk wilde men lering trekken uit eerdere ervaringen, op eenzelfde manier als waarop wij ons nu voorbereiden op een vogelgrieppandemie, denk ik. De overheid nam ook wis en waarachtig maatregelen. Er kwam een choleracomité. Er kwam een inspectie (dankzij Thorbecke). Er kwam van alles... Het resultaat? In 1832 stierf 44,5 procent van de choleralijders en in 1866 overleed... 66,5 procent! Met andere woorden: de patiënten werden de dupe van het gesteggel tussen overheden en dokters. Zou het nu anders zijn, denkt u? Ik betwijfel het.

Bevat het boek troost? Ja, zij het een cynisch soort troost. Alle slachtoffers vallen onder de arme stadsbevolking. De upper-class bleef buiten schot. Zo ook de dokters. Geen enkele arts overleed aan cholera...

Bevruchtingsrecht

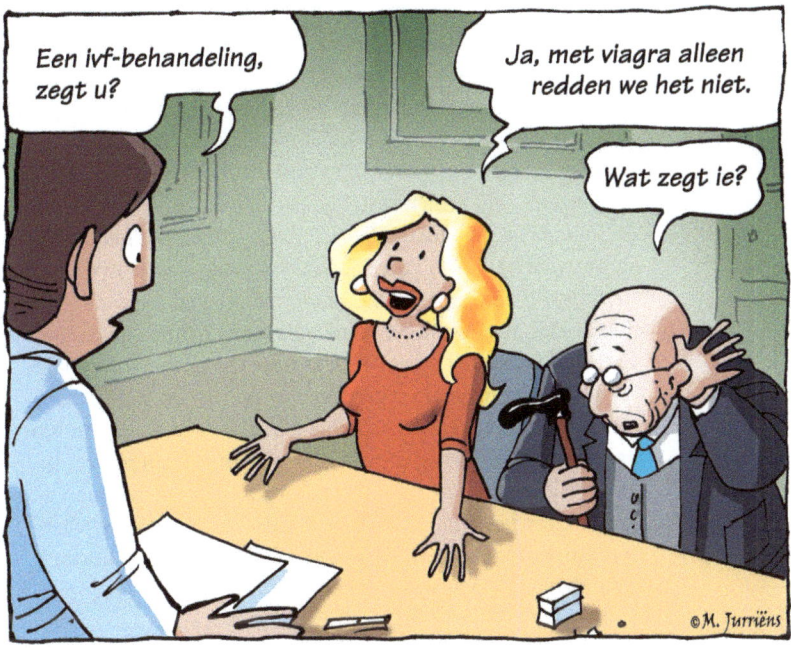

Huisarts-zijn is ontmoedigend. Soms letterlijk, want wij zijn met z'n allen voortdurend bezig patiënten te ontmoedigen. Mensen die te hoge verwachtingen hebben van de gezondheidszorg, van specialisten en, niet te vergeten, van de eigen huisarts. Het relativeren van wat de gezondheidszorg vermag, is een kerntaak van de huisarts. Dat vind ik ook, en ik doe ook mijn best. Vooral waar het om nieuwe technologieën en zo gaat. Overspannen verwachtingen moeten worden gedempt. Deze taak heeft echter een keerzijde: patiënten uitsluiten van behandeling. Daar heb ik soms moeite mee. Neem nou bijvoorbeeld ivf. Die is aan vrij strenge criteria gebonden. Maar mogen wij mensen ivf weigeren omdat ze roken (zoals een hoogleraar Gynaecologie per se wil), alleenstaand zijn, lesbisch of te oud? Met welk recht doen artsen dat? Ik denk dat wij terughoudend moeten zijn met diskwalificaties voor het ouderschap en wel om drie redenen. Ten eerste is het een fundamen-

teel mensenrecht om een gezin te stichten. Ten tweede zijn meningen over andermans geschiktheid als ouder vaak gebaseerd op persoonlijke (voor)oordelen. Ten derde is het moeilijk om voorspellingen te doen over hoe ouders zullen 'ouderen'.
In het debat wordt wel gesteld dat de dokter een morele verantwoordelijkheid heeft voor het kind dat met behulp van door hem toegepaste technologieën (zoals ivf) ter wereld komt. Op die grond mag een arts weigeren sommige patiënten te behandelen. Hij is niet een simpele uitvoerder van wensen van potentiële ouders die bij hem een kind komen bestellen. Niks: u vraagt wij draaien.
En inderdaad, een dokter die zich nooit afvraagt of het goed of verantwoord is wat hij doet en klakkeloos de eisen van de patiënt inwilligt, is een enge dokter. Maar hoe ver gaat die verantwoordelijkheid? Mag een arts inderdaad alleenstaanden en oudere vaders afwijzen? Of moet hij zich beperken tot een marginale toetsing aan minimale criteria voor verantwoord ouderschap? Mensen met ernstige drugsproblemen of een verleden van kindermishandeling krijgen geen voortplantingstechnologie. De kans op grote ellende voor het toekomstige kind vindt men te groot. Over dergelijke contra-indicaties bestaat grote overeenstemming. Maar hoe te denken over lesbische paren, alleenstaanden of koppels met een oudere man?
Er zit iets onrechtvaardigs in het stellen van eisen aan paren met verstopte eileiders of slecht zaad waar anderen niet aan hoeven voldoen. Laatst moest ik een echtpaar – de hardwerkende man was te oud volgens de criteria – drie keer uitleggen waarom de gynaecoloog ivf weigerde. Dat viel niet mee. Tijdens hetzelfde spreekuur zag ik een jong stel. Allebei om dubieuze redenen arbeidsongeschikt, allebei zwart werkend (zij als huishoudelijk hulp, hij als klusjesman), allebei begin dertig, het geld van de erfenis van vader op een bank in het buitenland. Ze betraden met de breedst denkbare glimlach mijn spreekkamer. De reden hiervoor kende ik al: de ivf was geslaagd en zij is nu in verwachting van een tweeling. Die blijdschap kwamen zij met me delen. Ik kreeg een wrange smaak in mijn mond. Waarom zij wel, en niet dat andere echtpaar, dat bovendien al jarenlang via premies bijdraagt aan de gezondheidszorg? Ingrijpen in een zo fundamentele keuze als het ouderschap (en dat doe je wel degelijk als je behandeling weigert) vergt een zware morele rechtvaardiging. Dat is niet af te doen in kille leeftijdscriteria. Waarom is rechtvaardigheid soms zo ver te zoeken in ons vak?

Slingerpaden

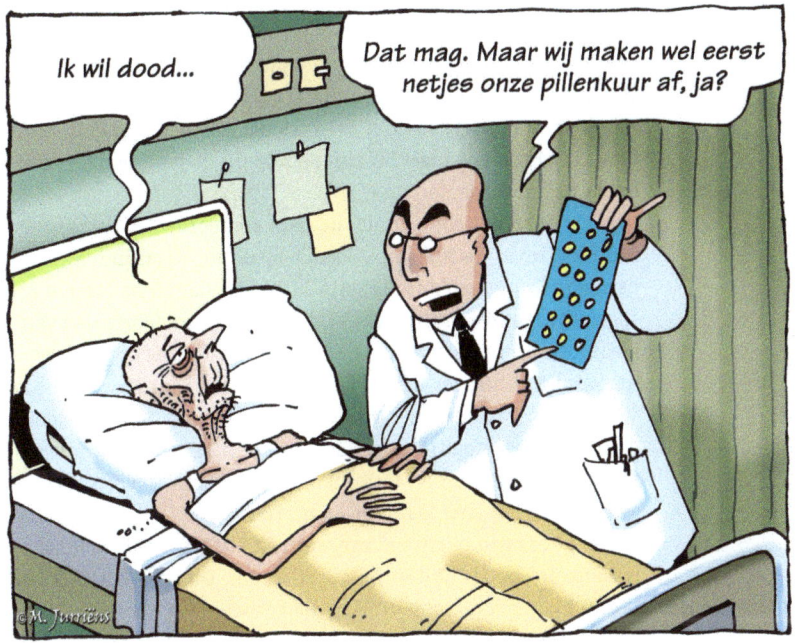

De oudste zoon belde mij: 'Mijn vader ligt in het ziekenhuis, en hij is er erg slecht aan toe. Hij is lichamelijk en geestelijk "op", zoals dat heet. Eigenlijk wil hij sterven. Hij kwam zelf met die wens en uit die nu keer op keer, vaak huilend. Kunt u niet even bij hem langskomen? Ik zal er dan ook zijn.' Die vader ken ik al bijna twintig jaar. Hij had nooit ernstige problemen totdat anderhalf jaar geleden zijn vrouw overleed, na een lang en treurig ziekbed. Toen was er iets geknapt in hem. Lichaam en geest gingen haperen.
Die middag zat ik aan het ziekenhuisbed bij een ernstig zieke patiënt. Endocarditis, fors lekkende hartkleppen, bijna volledig nierfunctieverlies en vermoedelijk darmkanker. Een meningitis van een jaar geleden had onbekend letsel veroorzaakt. Nierdialyse was geïndiceerd, maar daarvoor was hij fysiek te zwak. Indringend praatte ik met de redelijk aanspreekbare man, en

zijn doodswens was overtuigend, ook voor mij. Hij greep mijn handen en stamelde: 'Help me...' En: 'Ze maken me hier kapot...' Op de gang sprak ik verder met de zoon. De kinderen, en hun vader, wilden in elk geval de medicatie stopzetten en dachten ook aan palliatieve sedatie. Ze hadden dat ook met de cardioloog besproken, maar die weigerde medewerking omdat de wens van de patiënt, in diens ogen, niet consistent was. Ik beloofde met hem te overleggen. Dat deed ik ook, maar zonder enig resultaat: de cardioloog bleef bij zijn standpunt de patiënt door te behandelen. Impasse.

Ik hield dagelijks contact met de zoon en hoorde dat diens vader een fikse toxicodermie ontwikkelde op de amoxycilline. Mijn patiënt verging van de jeuk, zijn lijf vol uitslag. Maar stopte de specialist met de antibiotica? Welnee, hij wisselde gewoon van antibioticum tot, opnieuw, een allergische reactie optrad. De toestand was nu zeer slecht, de patiënt verward, nauwelijks aanspreekbaar. Wat te doen? De specialist stond met lege handen, maar weigerde nog steeds zelfs maar te denken aan palliatieve sedatie. 'De man is niet terminaal.' Tegenspraak werd niet geduld: 'De huisarts is hier geen partij.'

Ik vond het mijn plicht om mijn uiterste best te doen voor deze patiënt. Desnoods buiten de specialist om. Dus ik belde met het CIZ en hoopte iemand te treffen die gevoelig was voor mijn verhaal en voor de slotvraag ('Het kan toch niet zo zijn dat wij zo iemand niet willen helpen?'). De dame in kwestie, luisterde goed, en wij spraken af dat ik het formulier zou invullen. Zij kon niets beloven.

Het invullen deed ik meteen, samen met de oudste zoon. Binnen een dag was de indicatie afgegeven. Die geeft echter nog geen garantie voor een plek. Ik besloot dus wat rond te bellen, en na anderhalf uur had ik succes. Een zorgcentrum in een nabijgelegen dorp wilde de patiënt opnemen, twee dagen later. Bij binnenkomst schrok de verpleeghuisarts en hij nam de kinderen meteen terzijde: 'Uw vader is overduidelijk terminaal. Ik stel voor om de pijnstilling fiks te verhogen, en als hij straks geen rustige nacht heeft, vanaf morgen een slaapmiddel te geven.' De kinderen stemden in. Twee dagen later is de patiënt pijnloos en in alle rust uit het leven geslopen.

Heb ik er goed aan gedaan mij hiermee zo te bemoeien? Die overplaatsing was natuurlijk geen pretje voor de patiënt... Ik twijfelde aan mijn optreden tot ik een uitvoerige bedankbrief kreeg van de oudste zoon. Toen pas was ik tevreden. Ook omdat blijkt dat persoonlijke inzet concrete resultaten oplevert. Ik kan u nu verzekeren: er zijn slingerpaden om de bureaucratische snelwegen heen.

Slechtnieuwsgradaties

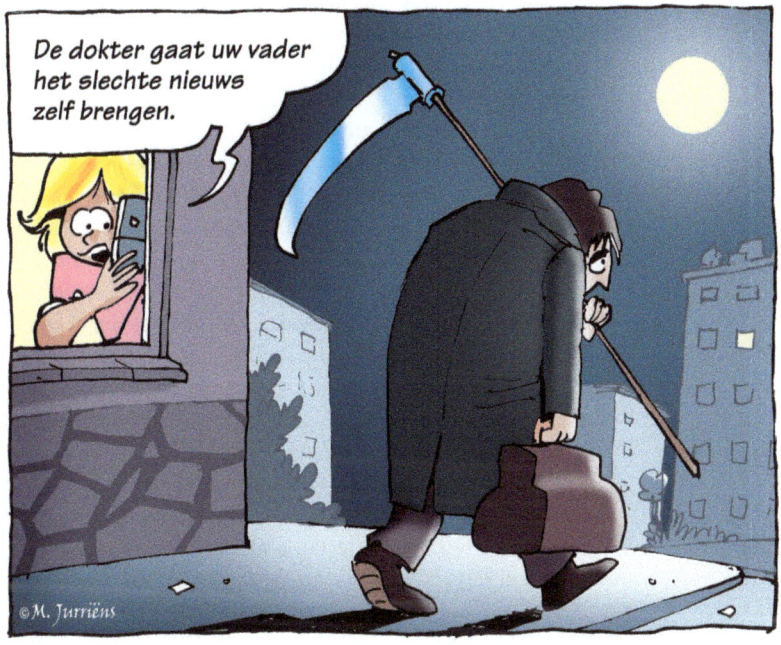

De man is mij al jaren bekend. Ruime zeventiger, handwerkman, wonend in een klein dorp buiten de stad. Behalve een hoge bloeddruk mankeerde hem de afgelopen jaren nauwelijks iets. Zoals bijna elke ambachtsman heeft hij lang gerookt, maar daar stopte hij mee, nu bijna tien jaar geleden. Vorig jaar zag ik hem een keer op het spreekuur, met even duidelijke als vage klachten: chronisch hoesten, af en toe sputum opgeven, kortademigheid. Ik gaf hem een kuur. Een waarnemer zag hem later: bij gebukt hoesten schoot pijn in de rug. Afwachtend beleid: de pijn ging over maar het hoesten niet. Nieuw consult: een foto. Dezelfde dag belde de radioloog. Er zat een groot longcarcinoom links met botmetastasen in de ribben rechts. De prognose is meteen infaust. Wat nu?

Mijn eerste impuls was: ik moet hierover iets zeggen. Patiënten verwachten immers - zeg binnen hooguit een week - de uitslag te krijgen. Maar moest ik nu direct naar de patiënt gaan of nog een paar dagen wachten? Of zou ik moeten zeggen: wij wachten de uitslag af van de bronchoscopie plus PA? Ik vond uitstel niet gewenst; het probleem - *hoe breng ik de boodschap?* - blijft immers hetzelfde. Dezelfde dag ging ik dus naar de patiënt. Nee, telefonisch afhandelen kan niet; een dokter moet zelf langsgaan. Maar daar zit meteen al een venijnig probleem: als een huisarts uit eigen beweging naar een patiënt stapt, is dat impliciet al een slechte boodschap... Vroeger was dat misschien anders, toen kwam de huisarts ook 'zomaar' of met goed nieuws langs. Maar dit terzijde.

Wat moest ik de patiënt vertellen? *U hebt een vlek op de long en ook op enkele botten, het is ernstig, maar misschien kunnen 'ze' er nog iets aan doen in het ziekenhuis.* Of zeg ik: *Het is hopeloos met u, ik denk niet dat ze er nog iets aan kunnen doen.* Ga ik voor hoop (tot de patiënt zelf aangeeft te zien dat het hopeloos is) of ga ik voor waarheid? Natuurlijk is een dokter op waarheid aanspreekbaar, maar die stelling is te algemeen. Cruciaal is het moment waarop en de taal waarin je de boodschap verwoordt. Waarheid kent namelijk gradaties en er zijn verschillende manieren om die te vertellen. Ik probeer de boodschap te verzachten, want uiteindelijk komt die waarheid vanzelf wel...

Onder hoop versta ik de mogelijkheid dat de patiënt nog een beetje kan genieten van het leven, zoals een lekker diner of een goed gesprek. Mijn leidraad is: als de patiënt er maar mee verder kan. Persoonlijk zal ik nimmer hardop zeggen wat ik denk. Ik ga mee in de hoop die mensen hebben, zonder ze een optimistisch scenario voor te spiegelen. Maar een zin zonder hoop krijg ik moeilijk over de lippen. Hoe pessimistisch een toekomst er ook uitziet, ik hou altijd een kier open.

Natuurlijk zijn er patiënten die recht op hun doel afgaan: die doorvragen. Gebeurt dat dan zal ik steeds een ietsje realistischer beeld schetsen. Opgelucht voel ik mij niet als dat gebeurt. Noch voel ik mij in de hoek gedreven.

Ook de dochter van de patiënt heb ik ingelicht. Haar heb ik een pessimistischer verhaal voorgelegd dan aan de patiënt zelf. Ik ken haar zeer goed en het maakt voor de boodschap uit in hoeverre je een persoon kent. Bovendien, ik had niet zoveel keus. Zij had heel goed in de gaten hoe de vork in de steel zat en voelde de waarheid meteen aan. Haar op die wijze inlichten was niet door mij vooraf gepland, maar tijdens ons gesprek kwamen wij op dat punt uit: de werkelijkheid maak je met z'n tweeën.

Was mijn handelen juist? Zegt u het maar...

Beroepskeuzedilemma

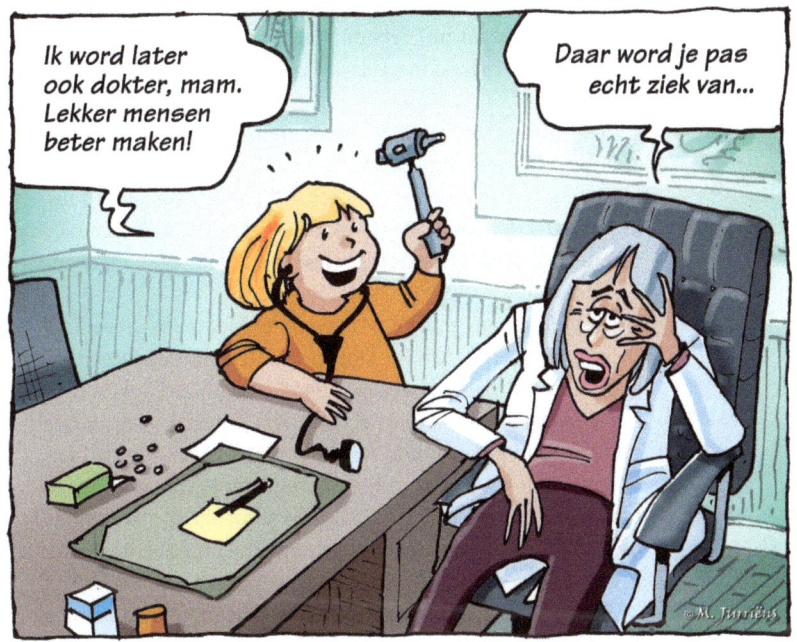

Hoe het vak binnen één generatie volledig van kleur kan verschieten? Lees mee met een gesprek dat mijn vrouwelijke collega had met haar dochter (waarbij 'M' en 'D' staan voor 'moeder' en 'dochter').

M: 'Wil je dókter worden, kind? Zeg alsjeblieft dat het niet waar is...'
D: 'Ik meen het, mam. Het lijkt mij een heerlijk beroep.'
M (licht hoofdschuddend): 'Maar waarom kies je niet voor een vak met aanzien en zo...? Alsof het zo leuk is om anno nu dokter te zijn. Als er iets fout gaat, hebben *wij* het gedaan. Niet de natuur, niet blinde pech, maar *wij*. Mensen willen niet meer weten dat er ziektes zijn waar wij niks aan kunnen doen. We zijn zielenzorgers, leefstijladviseurs - niet dat iemand zich daar iets van aantrekt - en kop van jut.'

D: 'Het klinkt ouderwets, maar ik wil gewoon mensen beter maken...'
M (cynischer): 'Kom op, zeg. Vroeger ja, toen de mensen niet beter wisten dan dat ze doodgingen, toen kon de dokter geen kwaad doen. Maar nu? Lees de krant er maar op na: mensen sterven niet meer *ondanks* maar *dankzij* doktershulp... Dat heet vooruitgang!'
D: 'Overal worden fouten gemaakt, mam, ook in ziekenhuizen. Maar van fouten kun je leren!'
M (nu erg cynisch): 'Nou, mensen willen niet graag dood lesmateriaal zijn hoor... (Opgewekter): Wie wil er nou naar een dokter? Je kunt beter fysiotherapeut worden, dáár gaan mensen graag heen!'
D: 'Ik wil gewoon graag dokter worden! Met mensen werken!'
M (heft vingertje): 'Oh ja? Moet je horen welke klachten we krijgen! Klacht 1: "Heeft u al eens geprobeerd bij een dokter te komen? Liefst een beetje snel, want als je je ziek voelt, wil je meteen geholpen worden. Nou, het duurt dágen voor je mag komen. Dan sta je voor gek, want dan ben je allang weer beter, en als je gezond bent wil zo'n dokter je niet zien, natuurlijk. En dan moet je ook nog maar afwachten of je bij de echte dokter komt of bij een hulpje." Klacht 2...'
D (valt M in de rede): 'De niet-patiëntgebonden taken zijn óók belangrijk, mam. Kwaliteitsbeleid, nascholing, accreditatie, intervisie en supervisie.'
M: 'Waar heb je die taal vandaan? Je luistert te goed naar me...'
D: 'De dokter is allang geen solist meer. Werken in een groepspraktijk of maatschap, met praktijkondersteuning en zo. Dat lijkt me leuk.'
M: 'Evengoed kon je vroeger bij die solist wél terecht. Op de dag dat je wilde. Zonder afspraak.'
D: 'Maar van het woord kwaliteit had jij nooit gehoord.'
M: 'Nee, maar ook niet van het woord antwoordapparaat... of dienst... Ik dokterde gewoon! En ik kwam mijn bed uit 's nachts.'
D: 'Maar zonder controle of je je vakkennis bijhield. Moderne dokters worden gevisiteerd, dat is goed.'
M: 'Nou, dat zal helpen. Controle met de handen boven elkaars hoofd, dat is wat ze dan zeggen... We lijken wel vogelvrij. En niemand is tevreden: de patiënten mopperen dat ze niet het beste van het beste krijgen. De politiek vindt dat het beste van

het beste te duur is. En de collega's vergaderen zich een hoge bloeddruk omdat ze willen vaststellen wat het beste van het beste eigenlijk is.'
D: 'Okay, maar jij bent arts. Opa was arts. Ik zet de traditie voort.'
M: 'Och heden, een roeping... dat is ouderwets!'
D: 'Niks ouderwets. Zonder roeping gaat het niet.'
M: 'Alsof ik je opa hoor. Genetisch gepredisponeerd om arts te worden. Maar als je dan met alle geweld... misschien moest je geriater worden. Daar is straks behoefte aan. Hebben je vader en ik er ook baat bij.'
D: 'Ik dacht het niet. Ik word chirurg'

GPSR Compliance

The European Union's (EU) General Product Safety Regulation (GPSR) is a set of rules that requires consumer products to be safe and our obligations to ensure this.

If you have any concerns about our products, you can contact us on

ProductSafety@springernature.com

In case Publisher is established outside the EU, the EU authorized representative is:

Springer Nature Customer Service Center GmbH
Europaplatz 3
69115 Heidelberg, Germany

www.ingramcontent.com/pod-product-compliance
Ingram Content Group UK Ltd.
Pitfield, Milton Keynes, MK11 3LW, UK
UKHW021253180426
11947UKWH00010B/755